Nditange Shigwedha
Li Jia

Mechanizmy paraprobiotyki jako narzędzia

Nditange Shigwedha
Li Jia

Mechanizmy paraprobiotyki jako narzędzia

Do rozwiązywania krytycznych problemów zdrowotnych

Wydawnictwo Bezkresy Wiedzy

Imprint
Any brand names and product names mentioned in this book are subject to trademark, brand or patent protection and are trademarks or registered trademarks of their respective holders. The use of brand names, product names, common names, trade names, product descriptions etc. even without a particular marking in this work is in no way to be construed to mean that such names may be regarded as unrestricted in respect of trademark and brand protection legislation and could thus be used by anyone.

Cover image: www.ingimage.com

This book is a translation from the original published under ISBN 978-613-8-83449-6.

Publisher:
Wydawnictwo Bezkresy Wiedzy
is a trademark of
Dodo Books Indian Ocean Ltd., member of the OmniScriptum S.R.L Publishing group
str. A.Russo 15, of. 61, Chisinau-2068, Republic of Moldova Europe
Printed at: see last page
ISBN: 978-620-0-81354-1

Nditange Shigwedha & Li Jia

Dyscypliny: Zdrowie publiczne, nauka o żywności, farmaceutyka, biotechnologia i inne ściśle powiązane dziedziny.

Główny współpracownik naukowy:

Dr. Liubov Sichel,

Wiceprezydent: Pure Research Products LLC, Boulder, USA

Spis treści

Podsumowanie książki

Obecne choroby obejmują choroby metaboliczne, alergie oddechowe, choroby układu pokarmowego, niektóre zaburzenia neurologiczne, zaburzenia autoimmunologiczne oraz bóle i zmęczenie mięśniowo-szkieletowe. Wiadomo, że pacjenci z tymi schorzeniami przychylnie odnoszą się do metody leczenia polegającej na zwiększaniu dawek złożonych probiotyków selektywnych, paraprobiotyków i suplementów probiotycznych fragmentów komórek (PCF). PCF, takie jak laktobakterie i bifidobakterie, działają korzystnie na układ pokarmowy i wykazują znaczące lokalne korzyści immunosupresyjne. Te metody leczenia wykazały pozytywne wyniki w 85,5% przypadków przewlekłego zapalenia migdałków i 90% przypadków zapalenia zatok szczękowo-płciowych. Praca ta jest podsumowaniem krytycznych artykułów, które wspierają praktykę rutynowego klinicznego stosowania probiotyków i ich pochodnych w profilaktyce i leczeniu wspomagającym obecnych chorób. Poprawa trawienia żywności i utrzymanie zdrowego przewodu pokarmowego jest niewątpliwie krytyczna dla kontroli większości obecnych chorób, a także obejmuje codzienne dolegliwości. Wyjaśniono związek pomiędzy nieszczelnym jelitem lub upośledzeniem przepuszczalności jelit a reakcjami alergicznymi pokarmów. Gluten jest w jakiś sposób uzasadniony alergią białkową i dlatego powinny go unikać osoby z celiakią. Kompozytowe probiotyki selektywne i ich pochodne okazały się natychmiastowymi immunomodulatorami przeciwko wielu ważnym chorobom i schorzeniom. Udowodniliśmy wreszcie, że białka *Lactobacillus* S-layer chronią przed apoptozą *wywołaną przez Salmonellę* poprzez zmniejszoną aktywność kaspazo-3. Mechanizm ten może stanowić nowe podejście do antagonizowania zakażenia *Salmonellą*.

Rozdział 1. Więcej niż kilka LAB Alleviate Common Allergies: Wpływ paraprobiotyków w porównaniu do żywych komórek probiotycznych

Streszczenie

Dowody w tym rozdziale wskazują, że alarmujący wzrost częstych alergii może być zmniejszona przez spożycie poszczególnych "probiotyków" lub "paraprobiotyków" wraz z żywnością. Pojęcie to wydaje się budować konsensus w społecznościach farmaceutycznych i żywnościowych na temat roli probiotyków w zapobieganiu i leczeniu powszechnych alergii. Alergia pokarmowa jest jedną z powszechnych alergii, definiowaną jako niepożądany efekt zdrowotny wynikający ze specyficznej reakcji immunologicznej, która występuje powtarzalnie przy ekspozycji na dany środek spożywczy. Poprawa trawienia żywności i utrzymanie zdrowego układu pokarmowego ma niewątpliwie kluczowe znaczenie dla kontroli alergenów pokarmowych. Dlatego też wyjaśniony jest związek pomiędzy nieszczelnym jelitem lub upośledzeniem przepuszczalności a reakcjami alergicznymi na żywność. Gluten jest w jakiś sposób usprawiedliwieniem dla alergii białkowej i dlatego powinny go unikać osoby z celiakią. W kilku modelach *in vitro*, białka warstwy wierzchniej (S-Layer) selektywnych paraprobiotyków wykazały potencjał w łagodzeniu alergii pokarmowych i zaburzeń jelitowych. W szczególności, paraprobiotyki Lactobacilli okazały się być bezpośrednimi immunomodulatorami przeciwko powszechnym alergiom i innym chorobom, w tym wirusowym (grypa, zapalenie wątroby typu C), bakteryjnym (zapalenie oskrzeli), astmie, przewlekłemu zmęczeniu, fibromialgii, zaburzeniom żołądkowo-jelitowym i autystycznym u ludzi.

Słowa kluczowe:

Alergia pokarmowa, Immunoglobulina E (IgE), Bakterie kwasu mlekowego (LAB), Paraprobiotyki, Lizaty Komórek Probiotycznych, Probiotyki, Białka S-Layer.

1.1. Wprowadzenie

Probiotyki są żywymi drobnoustrojami, które po podaniu ich w odpowiednich ilościach przynoszą korzyść zdrowotną gospodarzowi [1]. Natomiast paraprobiotyki to nieżywe komórki drobnoustrojów (nienaruszone lub połamane) lub surowe wyciągi z komórek, które po podaniu (doustnym lub miejscowym) w odpowiednich ilościach przynoszą korzyść dla konsumenta ludzkiego lub zwierzęcego [2]. Potwierdzono, że probiotyki, paraprobiotyki i ich kompozyty przynoszą korzyści zdrowotne żywicielom w zależności od szczepu i przyjmowanej ilości [3]. Obejmują one tłumienie zaburzeń zapalnych, choroby zapalne jelit (NZJ), reumatoidalne zapalenie stawów, atopowe zapalenie skóry, ustalenie tolerogennej odpowiedzi immunologicznej i inne. Działania przeciwzapalne i modulacja miejscowej i układowej odpowiedzi immunologicznej przez paraprobiotyki stają się obecnie niezwykle popularne.

Różne gatunki bakterii kwasu mlekowego (LAB), *Bacillus* i grzybów, takich jak *Aspergillus* i *Saccharomyces,* były przez lata używane w przemyśle farmaceutycznym i spożywczym. Niektóre z nich uzyskały jednak status probiotyków. Większość z nich należy do rodzajów *Lactobacillus*, *Streptococcus*, *Bifidobacterium* i *Lactococcus*. Liczne probiotyki zyskały uznanie ze względu na swoje terapeutyczne korzyści zdrowotne, w tym pomoc w regulacji trawienia, pomoc w trawieniu laktozy, odporność na patogeny jelitowe (*Salmonella* sp., *Escherichia* sp., *Listeria monocytogenes*, *Clostridium* sp. i *Candida* sp.), wytrzymałość na raka jelita grubego, modulację układu odpornościowego, antyalergiczność, antyencefalopatię i wątrobową, a także za działanie ochronne przed biegunką. Zarówno przemysł spożywczy, jak i farmaceutyczny mają ugruntowaną pozycję na rynku stosowania probiotyków specyficznych dla szczepu i/lub paraprobiotyków dla uzyskania pozytywnych korzyści zdrowotnych u ludzi. Zazwyczaj znajdują się one w napojach lub są zaprojektowane jako dodatki do diety (w formie tabletek lub kapsułek). Mogą być również stosowane w żywności dla niemowląt lub w różnych postaciach mleka w proszku.

Alergia pokarmowa, która jest głównym akcentem tego rozdziału, jest nieprawidłową reakcją immunologiczną osoby spowodowaną spożyciem określonych białek spożywczych [4]. Przypadek wystąpienia reakcji alergicznych na żywność jest jednym z najtrudniejszych problemów globalnych ze względu na jego coraz częstsze występowanie. Szacunki Światowej Organizacji Alergii wskazują, że około 220-250 milionów osób na całym świecie cierpi z powodu alergii pokarmowych w zakresie około 5-8% (u niemowląt i dzieci) i 1-2% (u dorosłych) [4]. Powód, dla którego częstość występowania alergii pokarmowych stale rośnie, jest niepokojący od wielu lat. Hipoteza higieniczna sugeruje, że spożycie prawie sterylnych pokarmów i poprawa warunków sanitarnych zwiększyły i zmieniły nasze narażenie na drobnoustroje środowiskowe. Poza tym stosowanie leków przeciwbakteryjnych lub szczepień mogło przyczynić się do rozwoju reakcji alergicznych na niektóre pokarmy u ludzi [5]. Do tej pory nie ma jednego leku na powszechne alergie, a rozwiązanie to wydaje się znajdować w probiotykach i ich pochodnych.

Wiele osób uważa, że niepożądanym reakcjom odpornościowym można zapobiec jedynie poprzez ominięcie szkodliwych alergenów. Jednak ominięcie szkodliwych alergenów jest trudne, ponieważ śladowe ilości alergenów w żywności mogą wywołać reakcję alergiczną, która może obejmować anafilaksję śmiertelną. Mleko krowie, jaja, soja, pszenica, orzechy ziemne, orzechy z drzew orzechowych, ryby i skorupiaki (skorupiaki) powodują większość reakcji alergicznych na żywność, a niektóre z nich są również pierwszymi produktami spożywczymi powodującymi anafilaksję. Żywność podawana w restauracjach lub innych zakładach gastronomicznych może być zanieczyszczona niezgłoszonymi alergenami. Niezgłoszone alergeny mogą przypadkowo pojawić się w przetworzonej żywności na różne sposoby, takie jak niewłaściwa obsługa i etykietowanie, kontakt krzyżowy (w trakcie procesu i po jego zakończeniu) oraz nieskuteczne lub wadliwe procedury sanitarne sprzętu.

1.2. Tło Zdrowego Traktu Trawiennego i Alergii na Żywność

Alergia pokarmowa jest zjawiskiem immunologicznym. Przyczyną zarówno alergii pokarmowej, jak i niealergicznej nadwrażliwości pokarmowej (dawniej nazywanej nietolerancją pokarmową) jest "nieszczelne jelito" lub zwiększona przepuszczalność jelit (ryc. **1**) [6]. Gdy jelito jest uszkodzone przez bakterie chorobotwórcze, niewłaściwą dietę, siarczyny, alkohol, palenie tytoniu, zakażenie przewodu pokarmowego, stany zapalne lub stres, częściowo strawiony pokarm dostaje się do krwioobiegu (ryc. **1**) i może powodować reakcję immunologiczną. W zdrowym układzie trawiennym (Ryc. **1(A)**) składniki odżywcze zawarte w żywności są trawione wyłącznie do ich mniejszych jednostek (na przykład glukoza, fruktoza i galaktoza na węglowodany; oraz aminokwasy na białko) przed wchłonięciem do krwiobiegu. Ciasne skrzyżowania okładziny jelita działają jak zamknięte drzwi, które zapobiegają alergeny, niecałkowicie strawione składniki żywności, bakterie i toksyny z przechodzeniem do krwiobiegu. W przypadku nieszczelnego jelita (rys. **1(B)), szczelne skrzyżowania** nie działają tak jak powinny. Nieco przetrawione cząstki żywności, toksyny, alergeny i bakterie w jelitach mogą dostać się bezpośrednio do krwiobiegu. Związki te mogą przytłaczać układ odpornościowy, wyzwalać wrażliwość pokarmową i wpływać na funkcjonowanie organizmu (powodować lub pogarszać ból stawów, problemy skórne, objawy alergiczne lub stany autoimmunologiczne, bóle głowy itd. [6].

Konieczne jest wykazanie, że alergia pokarmowa jest często związana z podchlorhydrią lub mniejszą ilością kwasu żołądkowego [7]. Odniesienie [8] wykazało, że białka pokarmowe, które są przyjmowane i odpowiednio trawione, są nieszkodliwe. Dlatego konieczne jest zrozumienie podstawowej wiedzy o trawieniu. Trawienie jest uzależnione od 3-stopniowego procesu rozkładu pokarmów.

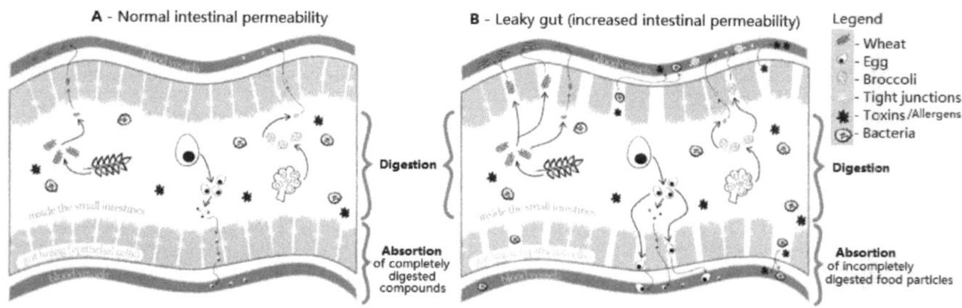

Rysunek 1. Średnia przepuszczalność jelitowa (A), nieszczelne jelita lub zwiększona przepuszczalność jelitowa (B). Zmodyfikowana na podstawie odniesienia [6].

Etap [1], zwany predegestracją, występuje w jamie ustnej i przełyku. Etap drugi odbywa się w żołądku i opiera się na kwasie żołądkowym i enzymie pepsyny. Trzeci etap występuje w jelicie cienkim, gdzie dodatkowe enzymy trawienne kończą proces rozpadu, a w końcu następuje wchłanianie składników odżywczych. Drażnienie żywności w jamie ustnej i przełyku może być zagrożone przez prosty akt nie przeżuwania żywności dokładnie. Co więcej, może to być spowodowane tym, że ludzie decydują się na jedzenie. Pokarmy, które mają niską zawartość enzymów lub są wysoko przetworzone, mogą prowadzić do słabej predegregacji przy wejściu do żołądka. Z biegiem czasu, to pobiera opłatę na ile kwas żołądkowy ludzki organizm może produkować.

Starzenie się skutecznie zmniejsza również ilość kwasu żołądkowego, który człowiek mógłby wytworzyć. Dlatego też, starzenie się, w połączeniu z redukcją kwasu żołądkowego (wywołane przez źle zjedzoną żywność przechodzącą do żołądka), może mieć wpływ na 2. etap trawienia. 3. etap trawienia może być uderzony przez niedobór enzymów trawiennych trzustki, co prowadzi do pogorszenia trawienia cząstek żywności [7]. Poza α-amylazami ślinianowymi i trzustkowymi, które są potrzebne tylko do trawienia skrobi, człowiek nie posiada enzymów jelitowych potrzebnych do trawienia błonnika pokarmowego. W związku z tym przechodzą one w sposób nienaruszony do jelita grubego, gdzie byłyby fermentowane bakteryjnie, wraz z nie wchłoniętymi substancjami odżywczymi. Kompromisowe trawienie, bez względu na przyczynę, oznacza tylko, że alergeny pokarmowe dostają się do krwiobiegu. Białka znajdujące się w krwiobiegu prowadzą do odpowiedzi immunologicznej i alergii pokarmowej [6, 7]. Innym skutkiem podchlorydrii jest fermentacja niestrawionego pokarmu w jelicie, co powoduje objawy takie jak gaz, wzdęcia i zaburzenia czucia. Nie dzieje się tak w przypadku spożywania pokarmów prawidłowo strawionych, jak i sfermentowanych (najlepiej przy obecności aktywnych probiotyków).

1.3. Sfermentowana żywność w walce z powszechnymi alergiami i nietolerancjami pokarmowymi

Bakterie probiotyczne w sfermentowanej żywności mogą być podstawowymi składnikami pomagającymi przywrócić równowagę flory jelitowej. Dobrze udokumentowano, że wiele probiotyków może detoksykować organizm, syntezować niezbędne składniki odżywcze i wzmacniać układ odpornościowy [6]. Do ulubionych produktów fermentowanych z uznanymi probiotykami należą: jogurt, ser, kwaśna śmietana, kefir, kapusta kiszona, kimchi, kremowe łuszczaki, kombucha, chleb i inne. Kapusta kiszona i pikle siedzące na półce mają mniejsze prawdopodobieństwo, że zawierają żywe probiotyki. W tym przypadku zaleca się szukanie żywności sfermentowanej, która jest chłodzona.

Badania dietetyczne wykazały, że długotrwałe spożywanie jogurtu może zmniejszyć niektóre objawy kliniczne alergii u osób dorosłych z atopowym nieżytem nosa lub alergią nosową, a także obniżyć poziom immunoglobuliny E (IgE) w surowicy krwi, szczególnie u osób starszych [9]. Ponadto preparat serwatki mlecznej uzupełniony o *L. rhamnosus* GG może złagodzić niektóre aspekty alergii atopowej i zapaleń jelit u niemowląt [9]. U niemowląt karmionych piersią, których matki spożywały *L. rhamnosus* GG, uzyskano nadmierną redukcję objawów klinicznych egzemy [10]. Sposób, w jaki powszechne alergie zmniejszają się wraz ze spożywaniem pokarmów sfermentowanych, jest nieco dziwny, ale istnieje kilka teorii, m.in. zdolność probiotyków do enzymatycznej hydrolizy alergennych cząsteczek pokarmowych, wystarczająca stabilizacja błony śluzowej jelita oraz systemowe zmniejszanie wychwytywania alergenów pokarmowych [9]. Jako jedno z istotnych zdarzeń związanych z chorobami alergicznymi opisano rozproszenie mikroflory jelitowej (głównie endogennych bakterii probiotycznych) [11].

Bifidobakterie i laktobakterie są głównymi szczepami jogurtowymi, a ich rola u alergicznych i zdrowych niemowląt została intensywnie zbadana. Wykazano, że te dwie grupy modulują odpowiedź immunologiczną gospodarza na potencjalnie szkodliwe antygeny oraz regulują w dół reakcje nadwrażliwości u ludzi [11, 12]. Wykazano również, że probiotyki w różny sposób modulują fagocytozę u osób uczulonych i zdrowych. U osób uczulonych wykryto obniżoną regulację reakcji zapalnej, natomiast u osób zdrowych wystąpił efekt immunostymulacyjny [12, 13]. Inne szczepy probiotyczne z rodzaju *Bacillus* są również zgłaszane jako wspomagające trawienie przy jednoczesnym zmniejszeniu alergenności [14]. Wykazano, że katalaza i subtylizyna produkowane przez gatunek *Bacillus w* jakiś sposób *in vitro* stymulują wzrost *Lactobacillus* sp. w sposób synergiczny [15]. Nie udało się jednak zmniejszyć ryzyka atopowego zapalenia skóry poprzez suplementację *L. acidophilus* [3, 16].

Osobom nietolerującym laktozy zaleca się spożywanie codziennie sfermentowanych produktów mlecznych (jogurt lub kefir), ponieważ żywe probiotyki w tych produktach miałyby wystarczająco dużo czasu na sfermentowanie całej laktozy w przeciwieństwie do tylko jednej porcji różnych jogurtów. Wskazane jest również, aby osoby z alergią/nietolerancją na kazeinę (główne białko znajdujące się w mleku), lub na główne białka serwatki (α-laktaglobulinę i β-laktoglobulinę znajdujące się w mleku przeżuwaczy), aby uniknąć sfermentowanych produktów mlecznych. Aby szczepy probiotyczne w sfermentowanych produktach (pH około 4,5) osiągnęły swoje zalety, te produkty żywnościowe nie powinny być podgrzewane i przed spożyciem powinny być przechowywane w zimnie lub chłodzone w temperaturze 4°C. W tej temperaturze, oczekuje się, że przetrwanie (log CFU/ml) będzie trwało znacznie dłużej podczas przechowywania niż produkty przechowywane w temperaturze pokojowej.

1.4. Paraprobiotyki w zwalczaniu powszechnych alergii i chorób dodatkowych

Badania wykazały, że paraprobiotyka również wpisuje się w ogólny stan zdrowia ludzi. Probiotyczne fragmenty komórek (PCF), obecnie cieszące się rosnącą popularnością jako immunomodulatory zawierają, między innymi, peptydoglikany ścian komórkowych i fragmenty DNA, które w ogromnym stopniu przyczyniają się do stanu zdrowia ludzi. Produkt paraprobiotyczny "Del-Immune V®" jest produkowany przez Pure Research Products, LLC, Boulder, Colorado, USA, jako suplement diety dla natychmiastowego wsparcia układu odpornościowego [17]. CytoFlora® to kolejny produkt paraprobiotyczny zawierający ściany komórkowe *L. acidophilus*, *L. plantarum*, *L. rhamnosus*, *L. bulgaricus*, *L. salivarius*, *L. casei*, *L. reuteri*, *L. sporogenes*, *B. bifidum*, *B. infantis*, *B. longum i S. thermophilus* [18].

Wstępne dane doświadczalne i kliniczne wskazują, że lizaty komórkowe *L. rhamnosus* V są bardzo skuteczne w zapobieganiu i leczeniu chorób zakaźnych, alergii pospolitych (alergia pokarmowa, zapalenie oskrzeli, katar sienny i astma), zapalenia wątroby typu C, przewlekłego zmęczenia i fibromialgii [17]. PCFs z *L.* są technicznie zwalidowane w celu przyspieszenia normalizacji odporności humoralnej, wzmocnienia działania komórek NK i fagocytozy, zwiększenia produkcji interleukin (IL)-1, IL-2 oraz czynników martwicy nowotworów (TNFs), znacząco zwiększają liczbę komórek limfocytów T, normalizują ilość IgA i

IgG, zwiększają odporność na infekcje bakteryjne i wirusowe, zapobiegają efektom ubocznym stosowania antybiotyków i cyklofosfamidu, wywołują mielosupresję i istotnie zmniejszają toksyczne efekty uboczne [17]. Te motywy paraprobiotyczne mają łączny wpływ na raka jelita grubego, są bez wątpienia przydatne w umożliwieniu chemioterapii i radioterapii [17, 19], a także aktywnie uczestniczą w regulacji pomocników T (ścieżki Th1 lub Th2) odpowiedzi immunologicznej. Jako część PCFs, peptydoglikany (peptydy muramylowe, MPs; dipeptydy muramylowe, MDPs; tripeptydy muramylowe, MTPs), kwasy lipoteichoinowe (LTAs) i motywy DNA są sugerowane jako obiecujące składniki LAB dla produktów zdrowotnych. Wykazano, że aktywują one neutrofile poprzez nukleotydową oligomeryzację domeny zawierającej białko 1 (NOD-1) i NOD-2. Neutrofile są głównym składnikiem komórkowym wrodzonego układu odpornościowego.

Inny suplement diety Delpro® [20], składający się z serii 5 szczepów probiotycznych (*L. acidophilus*, *L. casei*, L. *delbrueckii*, *B. longum*, *B. bifidum*; po 2 miliardy CFU) opracowanych przy użyciu immunomodulatora Del-Immune V® (*L. rhamnosus* V lizate; 8 mg), wskazał na istotną przewagę w leczeniu bólu przewodu pokarmowego i spektrum zaburzeń autystycznych (ASD) u dzieci [20]. Paraprobiotyki mogą również przynosić korzyści zdrowotne pomimo krótkotrwałej ekspozycji na kwasowość żołądka i sole żółci po spożyciu. Rycina **2** ilustruje, że chociaż podczas trawienia może dojść do zmniejszenia żywotności komórek probiotycznych w skali logicznej, to jednak kilka probiotyków może nadal przechodzić przez jelito, w zależności od dawki [21]. Niektóre komórki mogą zostać zranione lub umrzeć, ale poprzez ich PCF, one również będą w stanie zapewnić korzystny wpływ na zdrowie człowieka. Dlatego RWO jako fragmenty paraprobiotyczne mogą służyć jako "nowe składniki nutraceutyczne", co pozwala na osiągnięcie konsensusu w przemyśle spożywczym i medycznym co do ich roli w rozwoju aktywnego układu odpornościowego, zdolności antyalergicznych, przeciwzapalnych oraz zapobiegania i leczenia różnych zakażeń i chorób u ludzi i zwierząt.

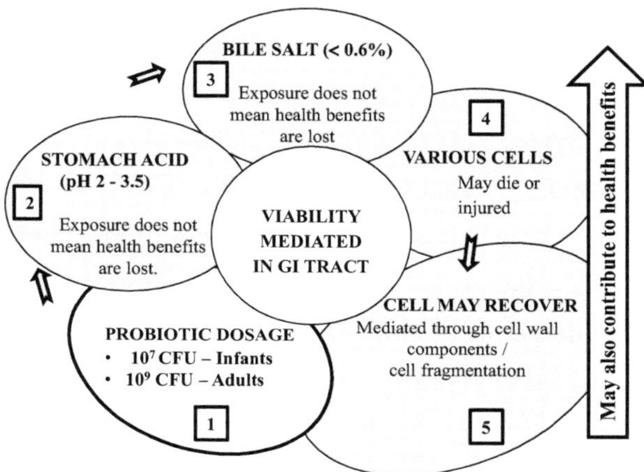

Rysunek 2. Pięć kroków powrotu bakterii probiotycznych do zdrowia po nadmiernej ekspozycji na kwas żołądkowy i wysoką zawartość soli żółci.

1.5. Preparaty probiotyczne i paraprobiotyczne dla utrzymania stanu zdrowia: 1.5.

Do tego, co wydaje się być skuteczne, wskazane jest, aby zarówno dzieci, dorośli, jak i seniorzy codziennie uzupełniali swoją dietę kulturami probiotycznymi i PCF. Fermentowane pokarmy, probiotyczne suplementy diety i preparaty paraprobiotyczne oferują połączenie różnych szczepów probiotycznych lub ich cennych fragmentów komórkowych, które wywierają korzystny wpływ na gospodarza. Poza tym należy edukować konsumentów i uświadamiać im, że proporcje poszczególnych szczepów probiotycznych lub ich lizatów w opakowaniu różnią się w zależności od partii. Różne kombinacje probiotyków mają większe szanse na złagodzenie problemów z nieszczelnością jelit i zapewnienie florze jelitowej wymaganych potrzeb. Większość komercyjnych jogurtów lub leków probiotycznych zawiera 1-9 zarejestrowanych szczepów probiotycznych. Ostatnio wykazano, że preparaty różnych rodzajów bakterii mlekowych w połączeniu z bifidobakteriami nie były przeciwstawiane sobie i miały immunomodulujący wpływ na zakażenia *Staphylococcus* [22].

W innym badaniu stwierdzono, że różne kultury probiotyczne *L. casei*, *B. longum*, *B. bifidum* lub *L. casei*, L. *acidophilus*, *B. bifidum* i *B. longum znajdują się* na składnikach przyszłych leków probiotycznych skutecznych w leczeniu gronkowca i korekcji odporności [23]. Ponieważ wydaje się, że istnieje tak wiele twierdzeń na temat probiotyków, europejskie przepisy prawne wymagają szerokiej walidacji aktywności biologicznej zarówno niezależnych kultur probiotycznych, jak i ich kombinacji, co pozwoliłoby na rozwój funkcjonalnych leków probiotycznych opartych na monokulturach bifidobakterii i/lub laktobakterii lub w ich różnych kombinacjach [23].

Dla osób, które są już zdrowe, zarówno probiotyki jak i paraprobiotyki są nadal potrzebne do utrzymania stanu zdrowia, ponieważ zdrowie trawienne i zrównoważona flora jelitowa współpracują ze sobą w sposób synergiczny. W tym celu należy odnieść się do [24] zalecanej minimalnej dawki bakterii probiotycznych w wysokości 1,5 × $^{1010-2}$,0 × ^{1010} CFU/dzień dla osób dorosłych. Ponadto zaleca się, aby dzieci wymagały specjalnych preparatów probiotyków w nieco mniejszych ilościach. Podobnie wymagane są specyficzne preparaty PCF, w zależności od docelowych korzystnych działań w różnych narządach ciała. Dodatkowe badania epidemiologiczne są warte zachodu, ponieważ każdy z nich jest inny i posiada unikalną florę jelitową.

1.6. Białka warstwy wierzchniej (S-Layer) w Alleviating Intestinal Disorders and Food Allergy

Białka S-Layer mogą być izolowane i stanowić część PCF lub paraprobiotyków. Obserwuje się, że przylegają one do śluzu lub komórek nabłonka jelita w sposób konkurencyjny wobec enteropatogennych bakterii *Clostridium perfringens* [25], *Escherichia coli* O157:H7, *Salmonella* Typhimurium [26] i *Clostridium difficile*, *Shigella* sp. i *Salmonella sp.* [27]. Wydaje się, że umiejscowienie białek S-Layer na zewnętrznej powierzchni niektórych szczepów bakterii z rodzaju lactobacilli sugeruje, że odgrywa ono rolę w adhezji. Jeśli białka S-Layera zostaną usunięte lub uszkodzone, przyleganie tych bakterii do komórek nabłonka gospodarza ulega zmniejszeniu [28]. Białka S-Layer wydają się być doskonałą strukturą powierzchniową w większości laktorobakterii i różnych bifidobakterii [27]. Te dwa rodzaje są również preferowane do badań ze względu na ich bogactwo w pierwszych próbkach kału od noworodków i ich postulowaną rolę w poprawie typowej alergii. Laktobacillusy, w szczególności, posiadają pewne dodatkowe właściwości, które sprawiają, że nadają się do wielu zastosowań, a mianowicie są powszechnie uznawane za bezpieczne (GRAS), mają zdolność wywoływania śluzówkowej i układowej odpowiedzi immunologicznej przeciwko związanym z nimi antygenom oraz imponujące właściwości immunomodulacyjne.

Liposomy powlekane S-Layer zostały zaproponowane jako doskonałe kandydatki do stosowania jako nośniki antygenów ze względu na ich potencjał do powierzchniowego wydzielania białek i epitopów, a także ich wewnętrzne środki pomocnicze [29]. Odniesienie [30] wykazało potencjał do epitopów eksponowanych powierzchniowo jako części białek *L. acidophilus* S-Layer. Pojedyncze białko S lub SA stwierdzono w ponad ^{105} egzemplarzach na komórkę, a pojawienie się antygenów na powierzchni laktobakterii zaproponowano jako przydatne przy opracowywaniu szczepionek doustnych i/lub nosowych [30]. Inne podejście polega na tym, że rekombinowana fuzja alergenów i białek S-Layera mogłaby poprawić skuteczność szczepionek do immunoterapii alergii atopowych [31]. Wynika to z faktu, że kilka laktorobakterii i bifidobakterii posiada dodatkowe właściwości, które pozwalają na zahamowanie rozprzestrzeniania się powszechnych alergii.

Stwierdzono również, że białka S-Layera mają zdolność agregacji w tworzeniu biofilmu [32]. Jest to kolejna najważniejsza cecha wyróżniająca naukowców, pozwalająca na badanie możliwości tworzenia się biofilmu probiotycznego (p-biofilmu) w warunkach alergii pokarmowej, przy jednoczesnej odbudowie nieszczelnego jelita spowodowanego agresywną florą jelitową lub innymi źródłami zapalnymi. Białka S-Layer spełniają szeroki zakres funkcji, takich jak: 1) struktura uczestnicząca w przyleganiu komórek i rozpoznawaniu powierzchni; 2) powłoki ochronne, sita molekularne oraz pułapki molekularne i jonowe; 3) czynnik zjadliwości u organizmów chorobotwórczych; oraz 4) elementy modelujące [33].

1.7. Gluten, gliadynę i gluteninę jako przyczynę alergii proteinowej

W chemii spożywczej gluten, gliadynę i gluteninę w pszenicy klasyfikuje się w tej kolejności jako sprzężone białka roślinne, prolaminy i gluteliny. Zaskakujące jest to, że większość poszczególnych prolamin należy do odmiany sprzężonych białek roślinnych. Zawartość prolaminy w glutelinie jest zwykle przyjmowana jako 50%. Gluten jest trwałym elastycznym białkiem, składającym się z mieszanki glutenu i gliadyn, zwłaszcza z mąki pszennej, która nadaje ciastu spoistość. Białka gluteninowe są podobnie elastomerowe, tworzą nierozpuszczalne sieci polimerowe o sprężystości gumopodobnej, a także budują wielomateriałowe sieciówki [34]. Intuicyjnie glutenina stanowi również wyzwanie, ponieważ nie tylko jest rozpoznawalna przez te same limfocyty T swoiste dla gliadyny jelitowej wśród innych populacji limfocytów T, ale także pokazuje, że limfocyty T swoiste dla glutenuiny najprawdopodobniej stanowią integralną część patologicznego repertuaru limfocytów T w obrębie zmian skórnych [35]. Spożycie tych białek glutenowych z pszenicy, żyta, jęczmienia lub ich odmian krzyżowych wywołuje odpowiedź zapalną, która niszczy strukturę żylną jelita i upośledza jego zdolność do wchłaniania składników pokarmowych, zwłaszcza u chorych z celiakią [36, 37].

Do dziś znalezienie zastępstwa białek glutenowych w produktach piekarniczych pozostaje istotnym wyzwaniem technologicznym. Przykładem prolaminy z pszenicy jest gliadynka, z jęczmienia - hordeina, z żyta - sekalina, a z owsa - avenina. Podaje się, że nietolerancja glutenu jest zaburzeniem fizjologicznym, które prowadzi do alergii na gliadynę, na którą cierpi ponad 500 tys. osób w samych Stanach Zjednoczonych [37].

Chociaż nie wszystkie odmiany glutenu wydają się mieć ten sam efekt u osób z celiakią lub bezceliakową wrażliwością na gluten, wszystkie mogą być problematyczne dla zdrowia trawiennego [6]. Proso z lisa ogoniastego, proso perłowe (*Omahangu*) i sorgo nie zawierają glutenu i mają uzasadnioną szansę na komercjalizację do celów żywnościowego zwalczania problemu glutenu. Ryż, żyto, kukurydza, amarant, teff, komosa ryżowa, gryka i cykoria są również uznane za wolne od glutenu. Dla osób cierpiących na nietolerancję glutenu i celiakię najbardziej problematyczne wydają się ziarna zawierające gluten z kombinacją niektórych aminokwasów z rodziny gliadyny. Ziarna wymienione na czarnej liście w diecie bezglutenowej obejmują pszenicę i jej krewnych (pszenżyto, orkisz, kamut), jęczmień, żyto, a czasem także owies.

Owies nie zawiera glutenu jako takiego, ale prawie zawsze jest zanieczyszczony glutenem (chyba że jest specjalnie oznaczony jako wolny od glutenu), ponieważ zazwyczaj jest przetwarzany na tych samych urządzeniach, które są wykorzystywane do produkcji pszenicy i innych zbóż zawierających gluten [6]. W **tabeli 1** przedstawiono różne rodzaje przetworzonej żywności, w których gluten może się ukrywać w diecie [6]. Należy jednak dokładniej zbadać, na ile nieszczelne jelita powstają tylko w warunkach alergii na gluten, czy też białka alergenowe z różnych rodzajów żywności tworzą nieszczelny układ jelitowy.

1.8. Uwagi końcowe

Trudno jest przewidzieć, że podaż żywności może być wolna od alergenów, ponieważ większość białek spożywczych, a nawet siarczynów (w żywności) są potencjalnymi alergenami pokarmowymi. Różne diety, które osoby z alergią kochają najbardziej, prawdopodobnie nie zawsze są najlepsze dla ich niepewnych warunków, jeśli są spożywane umiarkowanie lub w nadmiernych ilościach. Suplementacja preparatów probiotycznych (żywe komórki probiotyczne, paraprobiotyki i probiotyk-paraprobiotyki w kombinacjach) wydaje się mieć zarówno natychmiastowe, jak i długoterminowe sukcesy w ograniczaniu powszechnych alergii, w zależności od przyjmowanego produktu zawierającego probiotyki. Tak więc, badania przesiewowe antyalergicznych szczepów probiotycznych byłyby wiodącym krokiem w badaniach nad tworzeniem PCF dla powszechnych alergii. Ponieważ zaobserwowano, że alergia pokarmowa intuicyjnie wychowuje się wraz z wiekiem, wyraża to dojrzałość i zaawansowanie układu pokarmowego u człowieka. Jednak intensywne gotowanie alergenów pochodzenia roślinnego wydaje się ułatwiać jakość białka i smakowitość diety celiakalnej. Ekstremalnie suche ogrzewanie przez nowoczesne urządzenia do przetwarzania żywności, w tym napromieniowywanie, jonizację i kilka innych, wymagają dalszych badań, ponieważ rzekomo tworzą one wyrafinowaną i zróżnicowaną grupę związków, zwanych zaawansowanymi produktami końcowymi glikacji (AGEs) i zaawansowanymi produktami końcowymi utleniania lipidów (ALEs). Po częściowym wchłonięciu tych produktów do obiegu ogólnoustrojowego mogą one mieć również niekorzystny wpływ na zdrowie ludzi. Odpowiedź wydaje się obecnie zależeć od odpowiedniego spożycia probiotyków lub paraprobiotyków w ich różnych składach.

Tabela 1. Żywność, w której gluten, gliadynę i gluteninę chowają się w diecie.

Dieta	Produkty spożywcze, w których gluten, gliadynę i
Śniadanie	Płatki śniadaniowe, musli, płatki owsiane, bajgle, tosty, babeczki, rogaliki, naleśniki, koktajle z kiełków pszenicy i gofry.
Lunch	Burgery (może w chlebie i patelni mięsnej), kanapki (może w delikatesach, pizzy i chlebie), pieczony kurczak, imitacja boczku, sałatki z grzankami, zupa jęczmienna, pierogi, sushi (w tempurze, sosie sojowym lub imitacji kraba), zupy (w kluskach lub zagęszczaczu), sałatka bulgur i seitan.
Kolacja	Lasagna, spaghetti, ryż i risotto (głównie z przypraw), placki mięsne (z sosu w nadzieniu i skórce), kluski, farsz, nuggetsy z kurczaka, kiełbasy, bulgur, mrożone frytki (z polewy) i kuskus.

Przekąski	Krakersy, batoniki granolowe, nachos, jogurt z granolą, chipsy ziemniaczane (z dodatkami smakowymi) i precle.
Desery	Ciasta, ciastka, ciastka, krakersy grahamowe, babeczki, podpłomyki, kaszanki, wypieki (z mąki pszennej lub grahamowej, lub zawierające składniki glutenowe), brązowy syrop ryżowy, cukierki i niektóre jogurty.
Sezony	Niektóre sosy tamari, sos sojowy, ocet słodowy, niektóre sosy sałatkowe, wiele przypraw, sosy i marynaty, aromaty, sosy, mieszanki przypraw i inne.
Alkohol	Napoje spirytusowe z ziarna, piwa, różnych mieszanek i likierów (z zagęszczaczy).
Inni	Niektóre suplementy witaminowe i mineralne, ciasto do zabawy, szminki, niektóre leki, produkty higieny osobistej i kosmetyczne, wafle komunijne, klej do kopert i znaczków i wiele innych.

Podziękowania

Dotacja specjalna (2013M541397) od China Postdctoral Science Foundation jest uznawana za dofinansowanie. Dla Johna Justo Ambuchiego za korektę.

Referencje

[1] FAO/WHO (2002) Guidelines for the Evaluation of Probiotics in Food. http://www.who.int/entity/foodsafety/publications/fs_management/probiotics2/en

[2] Taverniti, V. i Guglielmetti, S. (2011) The Immunomodulatory Properties of Probiotic Microorganisms Beyond their Viability (Ghost Probiotics: Proposal of Paraprobiotic Concept). *Genes and Nutrition*, **6**, 261-274. http://dx.doi.org/10.1007/s12263-011-0218-x

[3] Finamore, A., Roselli, M., Britti, M.S., Merendino, N. i Mengheri, E. (2012) *Lactobacillus rhamnosus* GG i *Bifidobacterium animalis* MB5 Induce Intestinal But Not Systemic Antigen-Specific Hyporesponsiveness in Ovalbumin-Immunized Rats. *The Journal of Nutrition*, **142**, 375-381. http://dx.doi.org/10.3945/jn.111.148924

[4] Huang, H.W., Hsu, C.P., Yang, B.B. i Wang, C.Y. (2014) Potencjalna użyteczność przetwarzania wysokociśnieniowego w celu wyeliminowania ryzyka wystąpienia alergenów pokarmowych. *Comprehensive Reviews in Food Science and Food Safety*, **13**, 78-90. http://dx.doi.org/10.1111/1541-4337.12045

[5] Ouwehand, A.C. (2007) Antiallergic Effects of Probiotics. *The Journal of Nutrition*, **137**, 794S-797S.

[6] Jacob, A. (2013) Digestive Health with REAL Food: Praktyczny przewodnik po diecie przeciwzapalnej, odżywczej i gęstej dla IBS i innych kwestii trawiennych. Paleo Media Group, Bend.

[7] Sicherer, S.H. (2013) Food Allergies: Kompletny przewodnik po jedzeniu, kiedy twoje życie od niego zależy. Johns Hopkins University, Baltimore. http://dx.doi.org/10.1201/b15358

[8] Holt, P.G. (1998) Mucosal Immunity in Relation to the Development of Oral Tolerance/Sensitization. *Allergy*, **53**, 16-19. http://dx.doi.org/10.1111/j.1398-9995.1998.tb04952.x

[9] Cross, M.L., Stevenson, L.M. and Gill, H.S. (2001) Anti-Allergy Properties of Fermented Foods: Ważny mechanizm immunoregulacyjny bakterii kwasu mlekowego? *International Immunopharmacology*, **1**, 891-901. http://dx.doi.org/10.1016/S1567-5769(01)00025-X

[10] Kidd, P. (2003) Th1/Th2 Balance: Hipoteza, jej ograniczenia i implikacje dla zdrowia i chorób. *Alternative Medicine Review*, **8**, 223-246.

[11] He, F., Ouwehand, A.C., Isolauri, E., Hashimoto, H., Benno, Y. and Salminen, S. (2001) Comparison of Mucosal Adhesion and Species Identification of Bifidobacteria Isolated from Healthy and Allergic Infants. *FEMS Immunology and Medical Microbiology*, **30**, 43-47. http://dx.doi.org/10.1111/j.1574-695X.2001.tb01548.x

[12] Isolauri, E., Sütas, Y., Kankaanpää, P., Arvilommi, H. i Salminen, S. (2001) Probiotyki: Wpływ na odporność. *The American Journal of Clinical Nutrition*, **73**, 444s-450s.

[13] Pelto, L., Isolauri, E., Lilius, E.M., Nuutila, J. and Salminen, S. (1998) Probiotic Bacteria Down-Regulate the Milk-induced Inflammatory Response in Milk-Hypersensitive Subjects But Have an Immunostimulationory Effect in Healthy Subjects. *Clinical and Experimental Allergy*, **28**, 1474-1479. http://dx.doi.org/10.1046/j.1365-2222.1998.00449.x

[14] Sanders, M.E., Morelli, L. and Tompkins, T.A. (2003) Sporeformers as Human Probiotics: *Bacillus, Sporolactobacillus*, i *Brevibacillus*. *Comprehensive Reviews in Food Science and Food Safety*, **2**, 101-110. http://dx.doi.org/10.1111/j.1541-4337.2003.tb00017.x.

[15] Hosoi, T., Ametani, A., Kiuchi, K. i Kaminogawa, S. (2000) Improved Growth and Viability of Lactobacilli in the Presence of *Bacillus Subtilis* (Natto), Catalase, or Subtilisin. *Canadian Journal of Microbiology*, **46**, 892-897. http://dx.doi.org/10.1139/w00-070

[16] Taylor, A.L., Dunstan, J.A. and Prescott, S.L. (2007) Probiotic Supplementation for the First 6 Months of Life Fails to Reduce the Risk of Atopic Dermatitis and Increases the Risk of Allergen Sensitization in High-Risk Children: Próba kontrolowana randomizowana. *Journal of Allergy and Clinical Immunology*, **119**, 184-191. http://dx.doi.org/10.1016/j.jaci.2006.08.036.

[17] Del-Immune, V. (2014) Del-Immune V®. http://www.delimmune.com/research

[18] Bioray (2014) CytoFlora™. http://www.bioray.com/cytoflora

[19] Wang, S-M., Zhang, L-W., Fan, R-B., *et al.* (2014) Induction of HT-29 Cells Apoptosis by Lactobacilli Isolated from Fermented Products. *Research in Microbiology*, **165**, 202-214. http://dx.doi.org/10.1016/j.resmic.2014.02.004.

[20] West, R.D., Roberts, E., Sichel, L.S. and Sichel, J. (2013) Improvements in Gastrointestinal Symptoms among Children with Autism Spectrum Disorder Receiving the Delpro® Probiotic and Immunomodulator Formulation. *Journal of Probiotics and Health*, **1**, 1.

[21] Shigwedha, N. and Jia, L. (2013) Bifidobacterium in Human GI Tract: Screening, Isolation, Survival and Growth Kinetics in Simulated Gastrointestinal Conditions. W: Kongo, M., Ed. , Lactic *Acid Bacteria-R & D for Food, Health and Livestock Purposes, InTech*, Croatia, 281-308. http://dx.doi.org/10.5772/50457

[22] Starovoitova, S., Kishko, K., Lazarenko, L., Shynkarenko, L., Spivak, M. i Nikolaychuk, M. (2010) Cholesterase Activity of New Lacto- and Bifidobacteria Strains *In-vitro. Scientific Bulletin of Uzhhorod University*, **27**, 42-45 (w języku *rosyjskim*).

[23] Lazarenko, L., Babenko, L. and Sichel, L.S. (2012) Antagonistic Action of Lactobacilli and Bifidobacteria in Relation to *Staphylococcus Aureus* and Their Influence on the Immune Response in Cases of Intravaginal Staphylococcosis in Mice. *Probiotyki i białka antybakteryjne*, **4**, 78-89. http://dx.doi.org/10.1007/s12602-012-9093-z

[24] Campbell-McBride, N. (2010) Gut and Psychology Syndrome: Naturalne leczenie autyzmu, Dyspraksji, A.D.D., Dysleksji, A.D.H.D., Depresji, Schizofrenii. Medinform Publishing Cambridge.

[25] Matsumoto, M., Tani, H., Ono, H., Ohishi, H. i Benno, Y. (2002) Adhesive Property of *Bifidobacterium Lactis* LKM512 and Predominant Bacteria of Intestinal Microflora to Human Intestinal Mucin. *Current Microbiology*, **44**, 212-215. http://dx.doi.org/10.1007/s00284-001-0087-4

[26] Chen, X.Y., Xu, J.J., Shuai, J.B., Chen, J.S., Zhang, Z.F. and Fang, W.H. (2007) The S-Layer Proteins of *Lactobacillus Crispatus* Strain ZJ001 Is Responsible for Competitive Exclusion against *Escherichia Coli* O157:H7 and *Salmonella* Typhimurium. *International Journal of Food Microbiology*, **115**, 307-312. http://dx.doi.org/10.1016/j.ijfoodmicro.2006.11.007

[27] Xue, C., Zhang, L., Li, H. , *et al*. (2013) Funkcjonalność białek S-Layer z Lactobacillus w Zakażeniu Zawodowym przeciwko Enteropatogenom. *European Food Research and Technology*, **236**, 249-255. http://dx.doi.org/10.1007/s00217-012-1871-z

[28] Lee, Y.K., Puong, K.Y., Ouwehand, A.C. i Salminen, S. (2003) Displacement of Bacterial Pathogens from Mucus and Caco-2 Cell Surface by Lactobacilli. *Journal of Medical Microbiology*, **52**, 925-930. http://dx.doi.org/10.1099/jmm.0.05009-0.

[29] Hollmann, A., Delfederico, L., Glikmann, G., De Antoni, G., Semorile, L. i Disalvo, E.A. (2007) Characterization of Liposomes Coated with S-Layer Proteins from Lactobacilli. *Biochimica et Biophysica Acta (BBA)-Biomembrany*, **1768**, 393-400. http://dx.doi.org/10.1016/j.bbamem.2006.09.009

[30] Smit, E., Jager, D., Martinez, B., Tielen, F.J. and Pouwels, P.H. (2002) Structural and Functional Analysis of the S-Layer Protein Crystallisation Domain of *Lactobacillus Acidophilus* ATCC 4356: Evidence for Protein-Protein Interaction of Two Subdomains. *Journal*

of Molecular Biology, **324**, 953-964. http://dx.doi.org/10.1016/S0022-2836(02)01135-X

[31] Gerstmayr, M., Ilk, N., Schabussova, I., *et al.* (2007) A Novel Approach to Specific Allergy Treatment: Rsbsc-Bet V 1 dojrzewa komórki dendrytyczne Prime Th0/Th1 i IL-10 produkujące T-komórki regulatorowe. *The Journal of Immunology*, **179**, 7270-7275.

[32] Pérez, P.F., Minnaard, Y., Disalvo, E.A. i De Antoni, G.L. (1998) Surface Properties of Bifidobacterial Strains of Human Origin. *Applied and Environmental Microbiology*, **64**, 21-26.

[33] Egelseer, E.M., Ilk, N., Pum, D. , *et al.* (2009) S-Layers, Microbial, Biotechnological Applications. Encyklopedia Biotechnologii Przemysłowej: Bioproces, biologiczna separacja i technologia komórkowa. John Wiley & Sons Ltd., Chichester.

[34] Shewry, P.R., Halford, N.G., Belton, P.S. i Tatham, A.S. (2002) The Structure and Properties of Gluten: Elastyczne białko z ziarna pszenicy. *Transakcje filozoficzne Royal Society of London. Seria B: Biological Sciences*, **357**, 133-142. http://dx.doi.org/10.1098/rstb.2001.1024

[35] Molberg, Ø., Solheim, F.N., Jensen, T., *et al.* (2003) Intestinal T-Cell Responses to High-Molecular-Weight Glutenins in Celiac Disease. *Gastroenterologia*, **125**, 337-344. http://dx.doi.org/10.1016/S0016-5085(03)00890-4

[36] Farrell, R.J. i Kelly, C.P. (2002) Celiac Sprue. *New England Journal of Medicine*, **346**, 180-188. http://dx.doi.org/10.1056/NEJMra010852

[37] Rai, K.N., Gowda, C.L.L., Reddy, B.V.S. i Sehgal, S. (2008) Adaptation and Potential Uses of Sorghum and Pearl Millet in Alternative and Health Foods. *Comprehensive Reviews in Food Science and Food Safety*, **7**, 340-352.

Rozdział 2. Probiotyki, paraprobiotyki i fragmenty komórek probiotycznych jako idealne narzędzia zarządzania kryzysowego dla obecnych krytycznych problemów zdrowotnych

Streszczenie

Obecnie probiotyki, paraprobiotyki i probiotyczne fragmenty komórek (PCF) zasługują na zastosowanie w żywności, napojach i produktach farmaceutycznych jako zdrowotne składniki naprawcze. Poprzez zwiększenie ich odpowiednich ilości w jelitach lub górnym biegu powietrza, stale wywierają one korzystny wpływ na zdrowie gospodarza i regulują lokalne reakcje immunologiczne bez komplikacji trawiennych i niepożądanych działań ubocznych. Do chorób przewlekłych, które mogą być leczone, należą powszechne alergie (alergia pokarmowa, zapalenie oskrzeli, katar sienny i astma), celiakia, cukrzyca, niskokaloryczne zapalenia, rak jelita grubego i choroby Alzheimera. Inne codzienne dolegliwości, takie jak depresja, ogólny spadek zdolności poznawczych, utrata pamięci, przewlekły ból i ogólne zmęczenie mięśni, wydają się być pod wpływem preparatów PCF. Połączenie różnych szczepów probiotycznych wykazało pozytywne wyniki w 85,5% przypadków przewlekłego zapalenia migdałków i 90% przypadków zapalenia zatok szczękowo-płciowych. PCF kilku bakterii mlekotokowych i bifidobakterii wykazywały znaczne działanie wyrównujące poziom odporności, przeciwnowotworowe, przeciwzapalne, anty-mutagenne, antyalergiczne, detoksykacyjne i radioprotekcyjne. Połączone efekty w tym rozdziale umożliwiają stosowanie selektywnych probiotyków i PCF jako praktycznego zestawu narzędzi do klinicznego zastosowania w profilaktyce i leczeniu wspomagającym obecnych problemów zdrowotnych w historii ludzkości.

Słowa kluczowe:

Ważne choroby bieżące, choroby metaboliczne, alergie oddechowe, choroby żołądkowo-jelitowe, zaburzenia neurologiczne, choroby ortopedyczne, kompozytowe probiotyki selektywne, Probiotyczne Fragmenty Komórek (PCF).

2.1. Wprowadzenie

Codzienne dolegliwości i choroby (obserwowane na **wykresie 3**) stały się obecnie powszechnymi problemami zdrowotnymi na całym świecie. W połowie XX wieku najczęstsze były przypadki chorób zakaźnych i przewlekłych. Jednak od 1960 roku do chwili obecnej choroby układu oddechowego i metabolicznego oraz choroby niezakaźne wydają się być w czołówce, przyczyniając się do procesu przemian demograficznych, które sprzyjają ich rozprzestrzenianiu się [1]. Od tego czasu na przykład liczba osób dorosłych z cukrzycą wzrosła ponad dwukrotnie [2] (porównaj z **wykresem 4** dotyczącym otyłości).

Ostatnio Międzynarodowa Federacja Diabetologiczna (IDF) wskazała, że jest ponad 382 miliony osób chorych na cukrzycę, a do 2035 roku liczba ta ma wzrosnąć do 592 milionów [3]. Ponadto cukrzyca jest podobno przyczyną około 5,1 mln zgonów w 2013 roku [3]. W Chinach cukrzyca wydaje się być bardzo rozpowszechniona, zwłaszcza w ogólnej populacji dorosłych, która może stanowić największe obciążenie związane z cukrzycą niż jakikolwiek inny kraj na świecie. Krajowe badanie ankietowe przeprowadzone w 2008 roku wykazało, że cukrzycę miało 92,4 mln dorosłych Chińczyków, a przed cukrzycą 148,2 mln dorosłych [4].

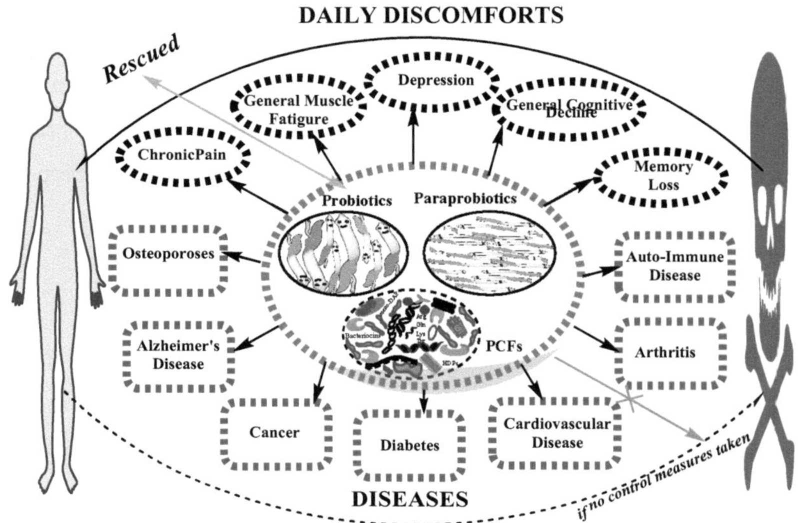

Rysunek 3. Probiotyki i ich pochodne jako idealne narzędzia zarządzania kryzysowego dla indywidualnego wsparcia i ochrony zdrowia.

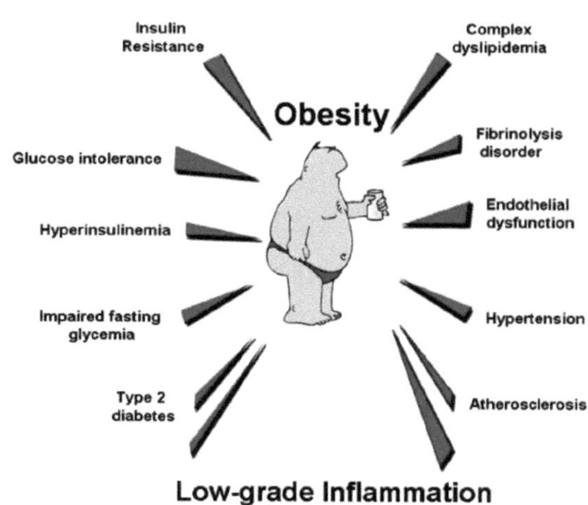

Rysunek 4. Otyłość związana z innymi niezdrowymi stanami chorobowymi.

W skali globalnej szacuje się, że na otyłość cierpi ponad 1,1 miliarda osób z nadwagą. Choroba sercowo-naczyniowa jest kolejną wiodącą przyczyną zgonów zarówno w zaawansowanych technologicznie, jak i słabiej rozwiniętych krajach świata [5]. Światowa Organizacja Zdrowia (WHO), mimo że znajduje się w pierwszej piątce przyczyn zgonów w krajach rozwijających się, przewidywała, że do 2020 r. udar mózgu i choroby serca przewyższą choroby zakaźne, stając się główną przyczyną zgonów i niepełnosprawności na świecie [5]. Prawie wszystkie obecne problemy zdrowotne są wynikiem niezdrowego odżywiania się i braku aktywności fizycznej. Na inne przyczyny wzrostu zachorowalności i częstości występowania obecnych chorób mają wpływ zarówno składniki genetyczne, jak i środowiskowe [6]. Połączenie wykroczeń środowiskowych, predyspozycji genetycznych, zaburzonej mikrobioty jelitowej i naruszonej odporności systemowej prowadzi do uszkodzenia śluzówki gospodarza. Mówi się wyraźnie, że czynniki genetyczne i środowiskowe są przyczyną stanów zapalnych, które prowadzą do zniszczenia powierzchni chłonnej jelita [7].

Niewiele badań wykazało ostatnio, że mikrobiota jelitowa ma związek przyczynowy z rozwojem cukrzycy [8]; raka jelita grubego [1]; chorób układu krążenia; biochemii mózgu i zachowania poprzez odporność; mechanizmów nerwowych i metabolicznych [9]; wpływu na zaburzenia neurozwoju, takie jak autyzm [9, 10]; schizofrenii [9] i innych ściśle powiązanych powikłań, takich jak choroba Alzheimera. Poza tym wiele rządów musiało niepotrzebnie wydawać miliardy dolarów na nadmierne dawki leków i opiekę zdrowotną. Co ciekawe, donosi się, że chorzy na celiakię mają umiarkowanie zwiększone ryzyko śmiertelności, przy czym najczęstszą przyczyną śmiertelności są w rzeczywistości zaburzenia układu krążenia [11].

Podczas gdy przyczyna wszystkich tych chorób jest związana ze złym spożyciem diety w połączeniu z siedzącym trybem życia, spożycie złożonych probiotyków selektywnych i probiotycznych fragmentów komórek (PCF) może pomóc w zapobieganiu lub ochronie zdrowia przed tymi chorobami i codziennymi bólami. Regularna depresja, utrata pamięci, choroba Alzheimera, ogólne pogorszenie funkcji poznawczych, ogólne zmęczenie mięśni i przewlekłe urazy również stanowią zagrożenie dla życia i mogą prowadzić do hipotensji, niewydolności oddechowej, wstrząsu, zaburzeń rytmu serca i śmierci, jeśli nie są leczone. Probiotyki i PCF mogą również pomóc w zwalczaniu wszystkich powyższych dolegliwości w życiu codziennym poprzez ich słynne działania mające na celu wywarcie korzystnego wpływu na układ odpornościowy gospodarza. Ostatnio poczyniono znaczne postępy w formułowaniu PCF jako "nowych składników nutraceutycznych", z których opisano mechanizmy ich działania na większość patogenez [12, 13]. W pracy tej podsumowano potencjalne zastosowanie probiotyków, paraprobiotyków i PCF (ryc. **3**) jako wiarygodnych głównych instrumentów leczniczych w profilaktyce obecnych problemów zdrowotnych i utrzymaniu zdrowia.

2.2. Zmiany w składzie komensalnej mikrobioty jelitowej u osób z aktualnymi problemami zdrowotnymi

Komensalna populacja mikrobioty w naszym organizmie jest ekosystemem dynamicznym, tak że skład mikrobioty jelitowej na poziomie fizjologicznym i klasowym powoduje zmiany w zależności od stanu fizycznego [14]. Większość zmian, które zachodzą w niektórych z tych grup, wynika z wyraźnych proporcji atenuowanych zarówno gatunków

Firmicute jak i *Clostridia* [15], gwałtownego wzrostu liczby bakterioidet oraz znacznego zmniejszenia ilości *Firmicute* i *Actinobacteria* [16]. Wiadomo, że *bakterie* i *Firmicuty dominują w* większości jelit człowieka, a także wpływają na jego metabolizm poprzez szereg układów węglowodanowych i transportowych [17]. Uważa się, że zmiany dysproporcji wywołane szczególnie przez *Bakterie*, *Firmicuty*, *Actinobakterie* i *Clostridia* sp. w jelitach mają wpływ na rozwój obecnych warunków chorobowych u człowieka. Co ciekawe, probiotyki i PCF są w stanie zrównoważyć niektóre zmiany, w których gnilne (clostridia i pseudomonady), patogenne (*Salmonella* sp. i *Listeria* sp.) i toksynogenne (*Staphylococcus aureus*, *Bacillus cereus*, *Clostridium botulinum*) zostałyby zahamowane lub zabite [8, 12].

W porównaniu z operacją bariatryczną, zastosowanie probiotyków, paraprobiotyków i PCF byłoby idealnym zestawem narzędzi w leczeniu otyłości i profilaktyce nowotworowej. Z piśmiennictwa wynika, że chirurgia bariatryczna zmniejsza częstość występowania nowotworów i środków pomocniczych w leczeniu otyłości, zmieniając mikroflorę jelitową i zmniejszając ilość *Firmicutów jelitowych* [18]. Jak dotąd naukowcy są na skraju możliwości manipulowania mikroflorą jelitową poprzez podawanie probiotyków i PCFs, co może przyczynić się do poprawy stanu zdrowia jednostki bez operacji bariatrycznej.

2.3. Oś probiotyczna - jelito-mózgowa: ulica 3-kierunkowa służąca do kontroli sygnałów o aktualnych problemach zdrowotnych

Wiadomo, że w ludzkich jelitach żyją złożone biliony mikroorganizmów, w tym ponad ^{1014} bakterie należące do 1000 gatunków [19]. Na przykład jelita ludzkie zawierają dziewięć podziałów bakterii, a wśród nich sześć nie jest tak powszechnych [20]. Trzy dominujące grupy to *Bakterie Bakterie*,

Firmicute i *Proteobakterie*, które stanowiły prawie 90% bakterii w nabłonku jelita [21]. Wielkość genomu tej struktury bakteryjnej, określanej zbiorowo jako mikrobiom, przekracza 100-krotnie wielkość ludzkiego genomu jądrowego i zapewnia człowiekowi dodatkowe funkcje biologiczne i metaboliczne dla utrzymania homeostazy w organizmie [22]. W związku z tym mogą one (mikrobiota jelitowa) oddziaływać stymulująco na mózg.

Jeśli chodzi o probiotyki, paraprobiotyki i środki trwałe przeznaczone do żywienia niemowląt i małych dzieci zaangażowane w zwalczanie choroby lub bólu, mogą one być również związane z faktem, że mózg ludzki może wpływać na mikroorganizmy jelitowe bezpośrednio lub pośrednio. Bezpośredni związek może polegać na wyzwoleniu propria lamina w celu uwolnienia cząsteczek sygnalizacyjnych do toru żołądkowo-jelitowego. Związek pośredni może polegać na zmianie motoryki, wydzielania i przepuszczalności jelita, co czyni oś jelita i mózgu ulicą dwukierunkową dla sygnałów [9]. Wyniki te prowadzą do wniosku, że odpowiednie spożycie probiotyków i/lub PCF wraz z komensalną mikrobiotą ułatwiłoby płynną wymianę metabolitów z gospodarzem, wpłynęło na metabolizm składników odżywczych gospodarza, wpłynęło na układ odpornościowy, a także kontrolowało funkcje genów gospodarza.

2.4. Siła probiotyków i RSW u osób z aktualnymi problemami zdrowotnymi

2.4.1. Zapalenia połączone z zaburzeniami i chorobami metabolicznymi

Obecne rozumienie przewlekłych zapalnych zapaleń układowych niskiego stopnia polega na tym, że inicjują one rozwój chorób układu krążenia, a także przyczyniają się do rozwoju cukrzycy, insulinooporności i otyłości [23, 24]. Lipopolisacharyd (LPS) z mikrobioty komensalnej Grama (-) (ryc. **5) jest** uważany za czynnik wyzwalający stan zapalny i utrzymuje niski ton stały stanu zapalnego przy stosowaniu diety wysokotłuszczowej [25, 26]. Zwiększone stężenie LPS w osoczu prowadzi do endotoksemii metabolicznej, co znacznie zwiększa ekspresję genów kodujących cytokiny, takich jak czynnik martwicy nowotworów-α (tumor necrosis factor-α - TNF-α), interleukina (IL)-1, IL-6 oraz inhibitor aktywatora plazminogenu-1 (plasminogen activator inhibitor-1 - PAI-1) w tkance tłuszczowej, mięśniu i wątrobie [25].

Chociaż stwierdzono, że leczenie antybiotykami (neomycyną i ampicyliną) zmniejsza zarówno endotoksemię metaboliczną, jak i Gram (-) LPS drastycznie w zawartości jelit ślepych zwierząt doświadczalnych [25], to leczenie probiotykami z zastosowaniem laktobacillusów i bifidobakterii wykazało znaczną redukcję patogennych gatunków *Bacteroides-Prevotella* i może normalizować mikroorganizmy jelitowe [26]. Co ciekawe, głównymi składnikami fragmentu ściany komórkowej u bakterii Gram (-) są LPS i flageliny [27]. Zaobserwowano, że zarówno LPS, jak i flageliny nie należą do architektonicznych fragmentów bakterii Gram (+) [12, 27].

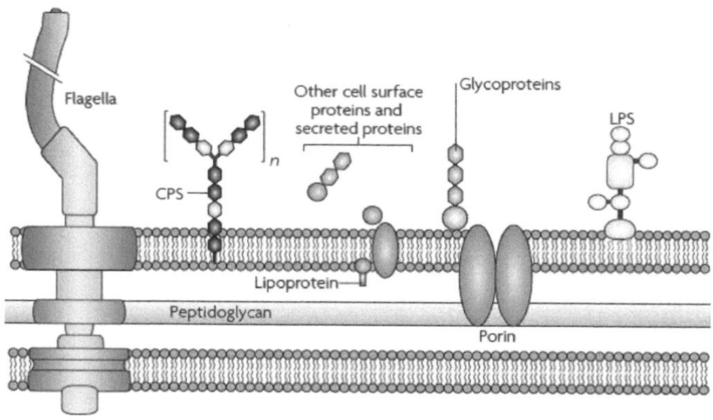

Rysunek 5. Podstawowe składniki makrocząsteczek ściany komórkowej w komensalnych bakteriach Gram (-); LPS to lipopolisacharydy; CPS to polisacharydy kapsułkowe; *n* oznacza, że cząsteczki CPS mogą być homo- lub heteropolisacharydami o wyjątkowo zmiennej strukturze cukrowej (Zmodyfikowane z odniesienia [27]).

Co więcej, badania wykazały, że reakcje zapalne inicjowane przez Grama (-) LPS u gospodarza są rozpoznawane za pośrednictwem szlaków TLR (toll-like receptor) -2 i TLR-4 [28, 29]. TLR są receptorami rozpoznawania wzorców kodowanych przez bakterie (germline-encoded pattern recognition receptors - PRR) i są silnie zaangażowane w rozpoznawanie modulin bakteryjnych przez komórki gospodarza, mając albo patogenne wzorce molekularne (pathogen-associated molecular patterns - PAMPs), albo mikrobowe wzorce molekularne (microbe-associated molecular patterns - MAMPs) (patrz **rycina 6**), a następnie prowadzące do inicjacji wrodzonych odpowiedzi immunologicznych [12, 30].

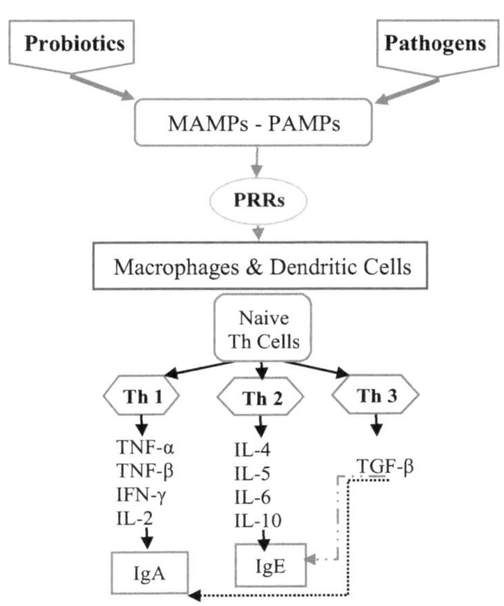

Rysunek 6. Charakterystyka PRRs jako receptorów hosta zarówno MAMP jak i PAMP. MAMP to wzór cząsteczkowy związany z drobnoustrojami; PAMP to wzór cząsteczkowy związany z patogenami; PRR to receptor rozpoznający wzór; Th to komórki pomocnicze T; TNF to czynnik martwicy nowotworu; α oznacza alfa; β oznacza beta; γ oznacza gamma; IFN to interferon; IL to interleukina; IgA to immunoglobulina A; IgE to immunoglobulina E; TGF to czynnik transformujący wzrost.

Fascynująco, PRR rozpoznają PCF jako MAMP [12] i być może znają LPS jako PAMP. Zazwyczaj PRR doskonale dostrajają sygnały, które wyraźnie rozpoznają jakość i ilość bakterii związanych z MAMP-ami lub PAMP-ami. Po związaniu cząsteczek bakterii z PRR, aktywacja makrofagów i dendrytycznych prowadzi do różnych reakcji komórkowych, które rozróżniają pomiędzy MAMP i PAMP poprzez regulację genu TLR za pomocą interferonu (IFN) [31].

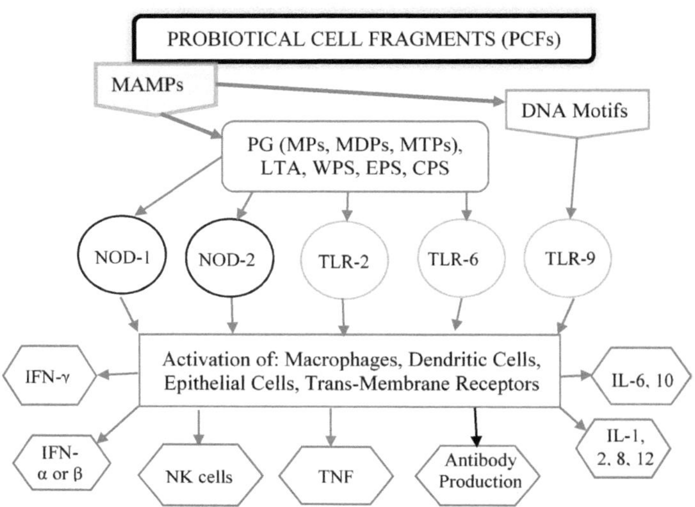

Rysunek 7. Mechanizmy unieszkodliwiania PCF. MAMP to wzór cząsteczkowy związany z mikrobami; PG to peptydoglikan; MTP to tripeptydy muramylowe; MDP to dipeptydy muramylowe; MP to peptydy muramylowe; LTA to kwas lipoteichoinowy; CSP to komórkowe białka powierzchniowe; WPS to polisacharydy ścienne; CPS to polisacharydy kapsułkowe, EPS to egzopolisacharydy; NOD to białko zawierające domenę nukleotydową wiążącą oligomeryzację; TLR to receptor podobny do toll-a; IFN to interferon; α oznacza alfa; β oznacza beta; γ oznacza gammę; TNF to czynnik martwicy guza; IL to interleukina; NK to naturalne komórki zabójcze (Adaptacja z odniesienia [12]).

Na **wykresie 7 przedstawiono** dowody na to, że rekrutacja PCF w jelicie lub górnym przejściu powietrza rzeczywiście służyłaby jako MAMP, które ostatecznie aktywowałyby odpowiednie PRR zarówno odporności wrodzonej, jak i adaptacyjnej [12]. Należy jednak zaznaczyć, że łączne działanie zarówno probiotyków Gram (+), jak i PCF obniżyło by stężenie LPS w osoczu i w sumie byłoby skuteczną strategią kontroli zaburzeń metabolicznych i chorób zapalnych.

2.4.2. Probiotyki i przepuszczalność jelit: wgląd w aktualne problemy zdrowotne

Ostatnio ujawniono, że zmieniona funkcja jelit w ścianie jelita przyczynia się do patogenezy obecnych problemów zdrowotnych, zwłaszcza cukrzycy [32]. Zła dieta, patogenne bakterie, siarczyny w pokarmach, stres, alkohol, palenie tytoniu, zakażenia przewodu pokarmowego mogą powodować uszkodzenia wyściółki jelitowej [13]. Znaczący postęp w leczeniu zwiększonej przepuszczalności jelit lub tzw. zespołu nieszczelnego jelita jest pragmatyczny, gdy probiotyki lub PCF są odpowiednio przyjmowane wraz ze starannie dobraną dietą [13]. Oprócz odpowiedniej ilości bifidobakterii w jelicie, zjawisko ich redukcji związane jest ze zmniejszeniem ekspresji kilku szczelnych połączeń nabłonkowych (odpowiednio okluzji 1 (ZO-1), okluzji i peptydu glukagonopodobnego-2 (GLP-2)) [33]. GLP-2 jest hormonem stymulowanym dietą jelitową, który pośredniczy w rozszczepieniu proglukagonu w komórkach endokrynologicznych L jelita [34]. Literatura potwierdza, że GLP-2 może przyczyniać się do poprawy funkcji bariery śluzówkowej, a tym samym może być związany z cukrzycą i otyłością poprzez insulinopodobne czynniki wzrostu-1 (insulin-like growth factors-1 - IGF-1) i drogi β-kateniny [35, 36]. Do ustalenia pozostają jednak mechanizmy łączące GLP-2 z ekspresją IGF-1 lub bifidobakteriami sprzyjającymi produkcji GLP-2.

2.4.3. Probiotyki jako idealne narzędzia w infekcjach zatok przynosowych

Zapalenie zatok odnosi się do zapalenia wyściółki zatok, zwanej błoną śluzową, i jest zaliczane do globalnych problemów zdrowotnych przewlekłych. Rzeczy, które mogą wywołać lub zainicjować stan zapalny błony śluzowej to alergie, przeziębienie, przegroda odchylona, polipy nosa, choroby refluksowe i niektóre choroby przewlekłe. Zapalenie błony śluzowej zatok może blokować wąskie przejście w zatokach i uniemożliwiać prawidłowe odprowadzanie śluzu, co prowadzi do infekcji. Nos jako rezerwuar bakteryjny może być siedliskiem potencjalnie chorobotwórczych bakterii, takich jak *Streptococcus pneuromoniae, Haemophilus influenza, Staphylococcus aureus, Moraxella catarrhalis*, paciorkowce β-hemolityczne i wiele innych, w tym patogeny grzybowe [37]. W poprzednich pracach doświadczalnych stosowanie różnych formuł probiotycznych opartych na *L. rhamnosus* LB3 powodowało statystycznie wiarygodny wzrost liczby komórek migdałowatych wytwarzających immunoglobulinę A (IgA), podczas gdy *L. delbrueckii* LE zwiększał aktywność naturalnych cytotoksycznych komórek migdałowatych wobec ksenoerytrocytów [37].

Większość badanych preparatów probiotycznych indukowała również powstawanie zdrowych odpowiedzi immunologicznych typu Th1, hamowała naciek komórek tłuszczowych tkanki migdałków, zmniejszała ryzyko wystąpienia obrzęku zapalnego, a także sprzyjała rozwojowi limfocytów B-komórkowych i makrofagów o wysokiej zawartości glikogenu [37-42]. Zaobserwowano również, że preparaty probiotyczne (*L. rhamnosus* LB3 i *L. delbrueckii* LE) stymulowały IFN do 4,5 fałdu, wpływały na produkcję IL-4, zwiększały produkcję IgG i IgA do 2,5 fałdu oraz intensyfikowały syntezę glikogenu w fagocytach [37].

W porównaniu z tymi dwoma laktobakteriami, szczep *L. rhamnosus* LB3 wykazał skuteczniejszą aktywację humoralnej odpowiedzi immunologicznej, podczas gdy *L. delbrueckii* LE wykazywał głównie odpowiedź immunologiczną za pośrednictwem komórek. W warunkach klinicznych, połączenie *L. rhamnosus* LB3 i *L. delbrueckii* LE (patrz **tabela**

2) dało pozytywne wyniki w 85,5% przypadków przewlekłego zapalenia migdałków i 90% przypadków maxilloethmoidal sinusitis w porównaniu do wyników pozytywnych w 72,8% przypadków w grupie kontrolnej stosującej antybiotyki i substancje przeciwgrzybicze. Zdolność wysiłkową zwiększono do 100% przypadków; przywrócono fizjologiczną florę, zmniejszono ilość flory patogennej i oportunistycznej do około 4-6 razy, przywrócono aktywność enzymatyczną do rozsądnego poziomu oraz unormowano parametry immunologiczne. Probiotyki były dobrze tolerowane przez chorych, wykazywały wysokie wyniki kliniczne i korzystnie wpływały na mikroflorę górnego odcinka przepływu powietrza [37]. Co ciekawe, inne badania wykazały, że doustne przyjmowanie lizatów ciepłych *L. pentosus* b240 nie mogło przedłużyć fazy przeżycia myszy zakażonych pneumokokami, ale doprowadziło do zmniejszenia zapalenia oskrzeli i znacznego zmniejszenia utraty masy ciała [43].

Tabela 2. Żywe dawki probiotyczne o działaniu grzybobójczym i fungistatycznym przeciwko szczepom Candida patogennym ($P < 0,05$).

Działalność	**LE**	**LB3**	**LB3+LE**
Substancje grzybobójcze (CFU/mL	$5.0 \times {}^{109}$	$1.5 \times {}^{109}$	$0.5 \times {}^{108}$
Grzybicze (CFU/ml)	$2.5 \times {}^{109}$	$6.25 \times {}^{108}$	$2.5 \times {}^{107}$

2.4.4. Probiotyki w profilaktyce i leczeniu kandydozy, przewlekłej kandydozy i nawracających zakażeń chlamydialnych w organach otolaryngologicznych i narządowych

Candidiasis odnosi się do różnych infekcji wywoływanych przez grzyby z rodzaju Candida, występujących najczęściej w jamie ustnej, drogach oddechowych (bronchocandidis) lub pochwie. Leczenie grzybów z rodzaju Candida stało się dziś krytycznym problemem w związku z nasilaniem się grzybic i rozprzestrzenianiem się szczepów Candida, będących opornością na leki przeciwgrzybicze. Na przykład nosogardło jest początkową częścią górnych dróg oddechowych, gdzie stale utrzymuje się kolonizacja mikroflory beztlenowej i mikroaerobowej. Wykazano, że probiotyczne szczepy *L. rhamnosus* LB3, *L. delbreuckii* LE oraz mieszanka tych dwóch laktobacillusów miały pozytywny wpływ grzybobójczy na *Candida albicans* (*C. albicans*), *C. tropicalis* i *C. krusei*, izolowane od chorych [44]. W tym samym badaniu oznaczono różne poziomy supernatantu tych ostatnich probiotyków w celu określenia ich terapeutycznego działania grzybobójczego i fungistatycznego na szerokie spektrum tych patogennych gatunków Candida. Synergistyczne właściwości grzybobójcze produktów metabolizmu *L. rhamnosus* LB3 i *L. delbreuckii* LE prowadzono w obecności różnych leków przeciwgrzybiczych, w tym nystatyny, itrakonazolu, flukonazolu, amfoterycyny i klotrimazolu.

W konsekwencji, przewaga danych wskazywała na znaczące działanie synergiczne, gdy supernatanty probiotykowe były prezentowane w połączeniu z lekami przeciwgrzybiczymi. Wykazano selektywne, a różny stopień działania synergicznego [44]. Wpływ na mikroflorę grzybów można bezpośrednio przypisać działaniu produktów metabolizmu zarówno *L. rhamnosus* LB3, jak i *L. delbreuckii* LE. W związku z tym wydaje się, że łączenie specyficznych leków przeciwgrzybiczych z lekami probiotycznymi opartymi na wybranych kulturach probiotycznych, takich jak *L. rhamnosus LB3* i *L. delbreuckii* LE, jest zalecane w leczeniu różnych rodzajów zakażeń grzybiczych, zwłaszcza grzybów z rodzaju Candida w narządach otolaryngologicznych.

W naszym wcześniejszym doświadczeniu klinicznym oceniano skuteczność *L. delbrueckii* LE w leczeniu czterech par z przewlekłą kandydozy oraz dwóch innych par z zakażeniem chlamydialnym w wywiadzie o nieskutecznym leczeniu antybakteryjnym. U wszystkich badanych podawano doustnie dawki *L. delbrueckii* LE (5 × ^{108} CFU/mL). U kobiet stosowano dodatkowo jedną dawkę dożylnie w ciągu doby. Wyniki wykazały, że u wszystkich pacjentek nie wystąpiły żadne dolegliwości ani objawy kliniczne zakażenia lub dysbiozy po tej terapii. Nawet (po) pół roku później nie wystąpiły u nich objawy ani dolegliwości związane z przewlekłą kandydozylą czy nawracającymi zakażeniami chlamydiami. Wyniki te pokazały ponadto, że probiotyki mogą być doskonałą i skuteczną receptą terapeutyczną na aktualne problemy zdrowotne.

W licznych badaniach agresywne leczenie probiotykami w połączeniu z antybiotykami zapewniło długotrwałe wyleczenie u chorych z waginozą bakteryjną (B.V.) [45-47], Gardnerella vaginalis [46] i Atopobium vaginae [48]. Bakteria BV jest postrzegana jako czynnik ryzyka nabycia zakażeń przenoszonych drogą płciową, obejmujący wirus niedoboru odporności człowieka (human immunodeficiency virus - HIV), zapalenie macicy poaborcyjnej oraz niekorzystne skutki ciąży, takie jak późne poronienie i przedwczesny poród [48].

2.4.5. Wpływ i immunobiologiczne właściwości probiotyków i ich lizynianów na choroby mikrobiologiczne płuc

Dane przedstawione na **rysunku 7** potwierdzają wysoki poziom stymulacji aktywności makrofagów, który jest integralnym wskaźnikiem aktywacji reaktywności immunologicznej organizmu. Oprócz tego, immunomodulacyjne właściwości kultur probiotycznych mogą być wzmacniane przez szereg czynników, w tym stymulatory wzrostu, wytwarzanie interferonu, produkcję TNF i inne. Kiedy myszy otrzymywały probiotyki doustnie, zaobserwowano wzrost liczby komórek IgA nie tylko w błonie śluzowej jelita, ale także w płucach [49, 50] i gruczołach sutkowych [49]. Dodatkowo, ponieważ TLR aktywują makrofagi i komórki dendrytyczne, zgłaszano również, że powodowały one obniżenie stężenia integryny αvβ6, która wiąże TGF-β z powierzchnią nabłonkową płuc [51] (dla porównania patrz także rycina **6)**.

Wiadomo, że probiotyki i ich pochodne indukują produkcję IFN, TNF, IL i komórek NK (**rys. 7**). Oprócz komórek nabłonkowych, komórki NK są szeroko rozpowszechnione w całym organizmie, zarówno w tkankach limfoidalnych, jak i nielimfoidalnych. Są to krytyczne komórki efektorowe o wrodzonej odporności dla ochrony przed różnymi zakażeniami wywołanymi przez wirusy [51]. Komórki NK stanowią 10% limfocytów rezydentnych w płucach, a ich przetrwanie może być wspomagane przez komórki nabłonka oskrzeli, które instynktownie wytwarzają IL- 15 [51]. Podaje się, że w ciągu kilku godzin po stymulacji zapalnej lub w ciągu kilku dni od zakażenia do płuc wchłania się dużą liczbę komórek NK z krwi i ulegają one aktywacji do wydzielania cytokin, zwłaszcza IFN-γ [52].

Ponadto, komórki NK mogą bezpośrednio lizać zakażone wirusem komórki płuc i uwalniać IFN-γ, które mogą ograniczać wzrost wirusów, aktywować makrofagi, by stać się bardziej wydajnymi fagocytami, oraz wyzwalać dojrzewanie komórek dendrytycznych [53]. Przy odpowiednich dawkach inni badacze wykazali również, że doustnie podawane probiotyki zwiększały tempo klirensu Streptococcus pneumoniae w płucach, zapobiegały rozprzestrzenianiu się pneumokokok do krwi, poprawiały przeżywalność zakażonych myszy i zmniejszały liczbę uszkodzeń płuc [51, 54]. W konsekwencji można stwierdzić zdolność probiotyków lub ich pochodnych do zwiększania oporności na choroby pneumokokowe.

2.4.6. Zalety stosowania technologii fragmentów komórek probiotycznych (CFT™)

Zalety probiotykowego CFT™ obejmują izolację i oczyszczanie fragmentów architektonicznych z renomowanych żywych komórek probiotycznych. Stwierdzono, że lizaty probiotyczne zawierają MPs, MDPs, MTPs, polipeptydy muramylowe (MPPs), LTA, motywy DNA, WPS, EPS, CPS i CSP (patrz **rysunek 7**). Te PCF wykazały wysoką odporność na zaburzenia równowagi immunologicznej, działanie przeciwnowotworowe, przeciwzapalne, przeciwutleniające, detoksykacyjne oraz fizykochemiczne lub radioochronne [12, 55]. Podanie doustne unikalnego produktu z PCFs (znanego jako Del-Immune V®) doprowadziło do reakcji immunologicznych, które wykazały wysoki poziom TNFs w ciągu 8 h, a poziom produkcji IFNs został również podniesiony 2,5 - 3 razy [12, 56]. Del-Immune V® wykazał również zdolność do indukowania produkcji komórek NK i regulowania produkcji neutrofili, IL-4, IL-10 i IL-12 [56]. Ogólnie rzecz biorąc, pozorne zalety PCF to modulacja układu odpornościowego, siła raka kolonii, antyalergiczność, antyencefalopatia, właściwości wątrobowe, antybakteryjne i antywirusowe [13, 56]. Co istotne, PCF mogą działać bezpośrednio przez receptory komórek odpornościowych, jak pokazano na **rycinie 7**.

Produkty probiotykowe CFT™ wykazały potencjał rynkowy do zastosowania klinicznego, gdy są stosowane samodzielnie lub jako terapia wspomagająca. Stwierdzono, że oczyszczona frakcja peptydoglikanu w postaci *N-acetyloglukozoamylo-β* (1-4) N-acetylomuramylopentapeptydu (ryc. **8**) przyspiesza normalizację odporności humoralnej, zwiększa aktywność komórek NK i fagocytozy, zwiększa produkcję TNF(s), IL-1 i IL-2 przez komórki jednojądrowe krwi obwodowej [56]. Znacznie zwiększa też aktywność limfocytów T, normalizuje zawartość IgA i IgG, wywołuje cytosupresję, zapobiega efektom ubocznym po podaniu antybiotyków i cyklofosfamidu oraz zwiększa odporność na zakażenia bakteryjne i wirusowe [12, 56]. Paraprobiotyki i PCF są zatem kwalifikowane do stosowania w kremach, płynach, żelach, gumach i proszkach do żywności funkcjonalnej, suplementach, lekach, kosmetykach, zwierzętach domowych i wielu innych [12].

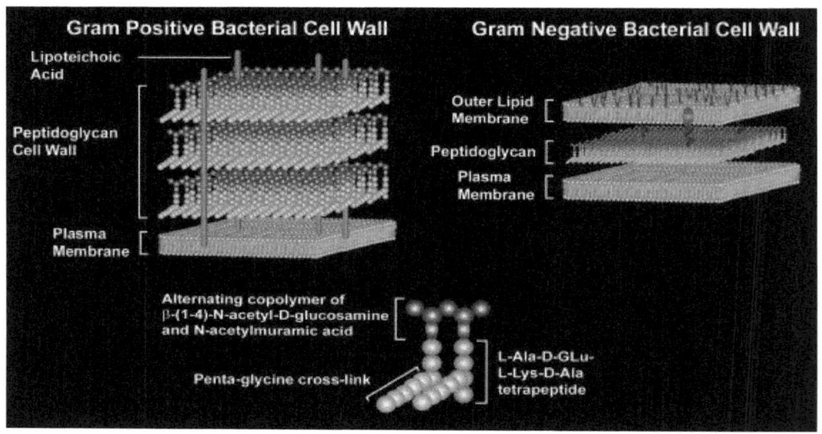

Rysunek 8. Struktura ściany komórkowej bakterii.

2.5. Uwagi końcowe

Kompozytowe probiotyki selektywne, PCF i komensalna mikrobiota jelitowa odgrywają istotną rolę w zdrowiu i patologii przewodu pokarmowego jako różne mechanizmy w stanach zapalnych i zaburzeniach metabolicznych. Wszystkie one są zaangażowane w zarządzanie aktualnymi problemami zdrowotnymi, w tym alergiami oddechowymi, zaburzeniami jelitowymi i innymi. Wystarczające dowody potwierdzają, że zaangażowanie probiotyków i PCF może być stosowane jako nowe podejście terapeutyczne w zależności od konkretnego problemu zdrowotnego, dawkowania szczepów probiotycznych i reakcji gospodarza. Chociaż złożoność społeczności mikrobiologicznej u poszczególnych osób jest bardzo zróżnicowana, na obecne problemy zdrowotne wpływają również czynniki dziedziczenia, różnice w doborze diety, budowie ciała, starzeniu się i czynniki środowiskowe. Ponieważ probiotyki, paraprobiotyki i PCF są dostawcami MAMP i działają jako modyfikatory odpowiedzi biologicznej (odpowiedzialne za zdrowie organizmu i homeostazę), odgrywają one istotną rolę w redukcji codziennych dolegliwości występujących w zaburzeniach immunologicznych.

Na przykład w stanach zapalnych niskiego stopnia, zaburzeniach neuropsychiatrycznych (np. w chorobie Alzheimera, przewlekłej depresji, łagodnej utracie pamięci i ogólnym pogorszeniu funkcji poznawczych), zaburzeniach ortopedycznych (np. w ogólnych zespołach zmęczenia mięśni i przewlekłym bólu), zaburzeniach oddechowych (np. w zapaleniu oskrzeli, zapaleniu zatok), zaburzeniach metabolicznych (np. w cukrzycy), niektórych zaburzeniach układu krążenia, chorobach jelit (np. w celiakii i raku jelita grubego) oraz zakażeniach narządów płciowych (np. w pochwie bakteryjnej). Dlatego też probiotyki i ich pochodne byłyby doskonałym alternatywnym narzędziem leczenia, samodzielnym lub uzupełniającym leczenie antybiotykami w przypadku obecnych krytycznych problemów zdrowotnych.

Podziękowania

Dr N. Shigwedha wyraża uznanie dla wsparcia finansowego udzielonego przez Chińską Fundację Nauk Doktoranckich (Grant No.: 2013M541397).

Referencje

[1] K. Sivieri, R. Bedani, D. C. U. Cavallini i E. A. Rossi, "Probiotyki i mikroorganizmy jelitowe: implikacje w profilaktyce raka jelita grubego", In: Lactic *Acid Bacteria-R & D for Food, Health and Livestock Purposes, M.* Kongo, redaktor, IntechOpen, Chorwacja, str. 217-262, 2013.

[2] G. Danaei, M. M. Finucane, Y. Lu, G. M. Singh, M. J. Cowan, C. J. Paciorek, J. K. Lin, F. Farzadfar, Y. H. Khang, G. A. Stevens, M. Rao, M. K. Ali, L. M. Riley, C.A. Robinson i M. Ezzati, "National, regional, and global trends in posting plasma glucose and diabetes prevalence since 1980: systematic analysis of health examination surveys and epidemiological studies with 370 country-years and 2.7 million participants," *The Lancet*, vol. 378, no. 9785, pp. 31-40, **2011.**

[3] M. Hirst, "Cukrzyca w 2013 roku. The new figures," Diabetes *Research and Clinical Practice*, t. 102, no. 3, s. 265, **2013.**

[4] W. Yang, J. Lu, J. Weng, W. Jia, L. Ji, J. Xiao, Z. Shan, J. Liu, H. Tian, Q. Ji, D. Zhu, J. Ge, L. Lin, L. Chen, X. Guo, Z. Zhao, Q. Li, Z. Zhou, G. Shan, and J. He, "Prevalence of diabetes among men and women in China," *The New England Journal of Medicine*, vol. 362, no. 12, pp. 1090-1101, **2010.**

[5] A. Pihlanto, "Fermentacja mlekowa i bioaktywne peptydy" In: Bakterie kwasu mlekowego-R & D dla celów spożywczych, zdrowotnych i

hodowlanych, M. Kongo, redaktor, InTech, Chorwacja, s. 309-332, 2013.

[6] U. Risérus, W. C. Willett i F. B. Hu, "Dietary fats and prevention of type 2 diabetes", *Progress in Lipid Research*, t. 48, nr 1, s. 44-51, **2009**.

[7] A. Rubio-Tapia, i J.A. Murray, "Gluten-Sensitive Enteropathy," In: Food allergy: adverse reactions to foods and food additives, D. D. Metcalfe, H. A. Sampson, R. A. Simon and G. Lack, redakcja, Wiley-Blackwell Publishing Ltd., Oxford, UK, str. 217-229, **2013**.

[8] R. Burcelin, M. Serino, C. Chabo, V. Blasco-Baque i J. Amar, "Gut microbiota and diabetes: from pathogenesis to therapeutic perspective," *Acta Diabetologica*, t. 48, no. 4, s. 257-273, **2011.**

[9] Ö. C. O. Umu, M. Oostindjer, P. B. Pope, B. Svihus, B. Egelandsdal, I. F. Nes, i D. B. Diep, "Potencjalne zastosowania mikrobioty jelitowej do kontroli fizjologii człowieka". *Antonie van Leeuwenhoek*, tom 104, nie. 5, s. 609-618, **2013.**

[10] R. D. West, E. Roberts, L. S. Sichel i J. Sichel, "Improvements in gastrointestinal symptoms among children with autism spectrum disorder receiving the Delpro® probiotic and immunomodulator formulation", *Journal of Probiotics and Health*, vol. 1, no. 1, e-1000102, **2013.**

[11] J. F. Ludvigsson, S. M. Montgomery, A. Ekbom, L. Brandt i F. Granath, "Small intestinal histopathology and mortality risk in celiac disease", *The Journal of the American Medical Association*, vol. 302, no. 11, pp. 1171-1178, **2009.**

[12] N. Shigwedha, L. Sichel, L. Jia i L. Zhang, "Probiotical Cell Fragments (PCFs) as "novel nutraceutical ingredients", *Journal of Biosciences and Medicines*, vol. 2, no. 3, s. 43-55, **2014.**

[13] N. Shigwedha, L. Zhang, L. Sichel, L. Jia, P. Gong, W. Liu, S. Wang, S. Zhang, X. Han i W. Gao, "Więcej niż kilka LAB łagodzi

powszechne alergie: Impact of paraprobiotics in comparison to probiotical live cells," *Journal of Biosciences and Medicines*, vol. *2*, no. 3, s. 56-64, **2014.**

[14] R. E. Ley, M. Hamady, C. Lozupone, P. Turnbaugh, R. R. Ramey, J. S. Bircher, M. L. Schlegel, T. A. Tucker, M. D. Schrenzel, R. Knight, i J. I. Gordon, "Evolution of mammals and their gut microbes," *Science*, vol. 320, no. 5883, s. 1647-1651, **2008.**

[15] N. Larsen, F. K. Vogensen, F. W. J. Van den Berg, D. S. Nielsen, A. S. Andreasen, B. K. Pedersen, W. A. Al-Soud, S. J. Sørensen, L. H. Hansen i M. Jakobsen, "Gut microbiota in human adults with type 2 diabetes differs from non-diabetic adults," *PloS One*, vol. 5, no. 2, e9085, **2010.**

[16] M. Murri, I. Leiva, J. M. Gomez-Zumaquero, F. J. Tinahones, F. Cardona, F. Soriguer i M. I. Queipo-Ortuño, "Gut microbiota in children with type 1 diabetes differs from that in healthy children: a case-control study," *BMC Medicine*, vol. 11, no. 1, pp. e46, **2013.**

[17] P. J. Turnbaugh, M. Hamady, T. Yatsunenko, B. L. Cantarel, A. Duncan, R. E. Ley, M. L. Sogin, W. J. Jones, B. A. Roe, J. P. Affourtit, M. Egholm, B. Henrissat, A. C. Heath, R. Knight, i J. I. Gordon, "A core gut microbiome in obese and chude twins," *Nature*, vol. 457, no. 7228, pp. 480-484, **2009.**

[18] N. A. Berger, "Obesity and cancer pathogenesis", *Annals of the New York Academy of Sciences*, vol. 1311, s. 57-76, **2014.**

[19] A. S. Neish, "Microbes in gastrointestinal health and disease", *Gastroenterology*, t. 136, nr 1, s. 65-80, **2009.**

[20] R. E. Ley, D. A. Peterson i J. I. Gordon, "Ecological and evolutionary forces shaping microbial diversity in the human intestine," *Cell*, vol. 124, no. 4, str. 837-848, **2006.**

[21] F. Bäckhed, R. E. Ley, J. L. Sonnenburg, D. A. Peterson i J. I. Gordon, "Host-bacterial mutualism in the human intestine", *Science*, vol. 307, no. 15717, pp. 1915-1920, **2005**.

[22] G. Musso, R. Gambino i M. Cassader, "Obesity, diabetes, and gut microbiota: the hygiene hypothesis expanded?" *Diabetes Care*, t. 33, nr 10, s. 2277-2284, **2010.**

[23] K. E. Wellen, i G. S. Hotamisligil, "Inflammation, stress, and diabetes," *The Journal of Clinical Investigation*, vol. 115, no. 5, s. 1111-1119, **2005.**

[24] S. Ding, M. M. Chi, B. P. Scull, R. Rigby, N. M. J. Schwerbrock, S. Magness, C. Jobin i P. K. Lund, "High-fat diet: bacteria interactions promote intestinal inflammation which precedes and correlates with obesity and insulin resistance in mouse," *PloS One*, vol. 5, no. 8, e12191, **2010.**

[25] P. D. Cani, J. Amar, M. A. Iglesias, M. Poggi, C. Knauf, D. Bastelica, A. M. Neyrinck, F. Fava, K. M. Tuohy, C. Chabo, A. Waget, E. Delmée, B. Cousin, T. Sulpice, B. Chamontin, J. Ferrières, J. F. Tanti, G. R. Gibson, L. Casteilla, N. M. Delzenne, M. C. Alessi, and R. Burcelin, "Metabolic endotoxemia initiates obesity and insulin resistance," *Diabetes*, vol. 56, no. 7, pp. 1761-1772, **2007.**

[26] P. D. Cani, R. Bibiloni, C. Knauf, A. Waget, A. M. Neyrinck, N. M. Delzenne i R. Burcelin, "Changes in gut microbiota control metabolic endotoxemia-induced inflammation in high-fat-die-induced obesity and diabetes in mice," *Diabetes*, vol. 57, no. 6, pp. 1470-1481, **2008**.

[27] S. Lebeer, J. Vanderleyden, C. J. i De Keersmaecker, "Host Interactions of probiotic bacterial surface molecules": Comparison with commensals and pathogens," *Nature Reviews Microbiology*, Vol. 8, s. 171-184, **2010.**

[28] H. Liang, S. E. Hussey, A. Sanchez-Avila, P. Tantiwong i N. Musi, "Effect of lipopolysaccharide on inflammation and insulin action in human muscle," *PloS One*, tom 8, no. 5, e63983, **2013.**

[29] A. M. Caricilli, P. K. Picardi, L. L. de Abreu, M. Ueno, P. O. Prada, E. R. Ropelle, S. M. Hirabara, A. Castoldi, P. Vieira, N. O. S. Camara, R. Curi, J. B. Carvalheira, and M. J. A Saad, "Gut microbiota is a key modulator of insulin resistance in TLR 2 knockout mice" *PLoS Biology*, vol. 9, no. 12, e1001212, **2011.**

[30] T. Kawai, i S. Akira, "Receptory podobne do Toll i ich przesłuch z innymi wrodzonymi receptorami w infekcji i odporności", *Immunitet*, t. 34, nie. 5, s. 637 - 650, **2011.**

[31] M. Miettinen, V. Veckman, S. Latvala, T. Sareneva, S Matikainen i I. Julkunen, "Żywe *Lactobacillus rhamnosus* i *Streptococcus pyogenes w różny* sposób regulują ekspresję genu TLR (toll-like receptor) w pierwotnych makrofagach człowieka", *Journal of Leukocyte Biology*, vol. 84, no. 4, s. 1092-1100, **2008.**

[32] S. de Kort, D. Keszthelyi i A. A. Masclee, "Leaky gut and diabetes mellitus: what is the link?", "*Obesity Reviews*", tom 12, nr 6, s. 449-458, **2011.**

[33] P. D. Cani, S. Possemiers, T. Van de Wiele, Y. Guiot, A. Everard, O. Rottier, L. Geurts, D. Naslain, A. Neyrinck, D. M. Lambert, G. G. Muccioli i N. M. Delzenne, "Changes in gut microbiota control inflammation in obese mice through a mechanism involving GLP-2-driven improvement of gut permeability," *Gut*, vol. 58, no. 8, pp. 1091-1103, **2009.**

[34] P. E. Dube, i P. L. Brubaker, "Nutrient, neural and endocrine control of glucagon-like peptide secretion," *Hormone and Metabolic Research*, tom 36, nr 11/12, str. 755-760, **2004**.

[35] P. E. Dube, K. J. Rowland i P. L. Brubaker, "Glucagon-like peptide-2 aktywuje sygnalizację beta-kateniny w krypcie jelitowej myszy: rola insulinopodobnego czynnika wzrostu-I", *Endokrynologia*, t. 149, nr 1, s. 291-301, **2008.**

[36] P. E. Dube, C. L. Forse, J. Bahrami i P. L. Brubaker, "The essential role of insulin-like growth factor-1 in the intestinal tropic effects of glucagon-like peptide-2 in mice," *Gastroenterology*, t. 131, nr 2, s. 589-605, **2006.**

[37] L. Sichel, D. Zabolotna, i D. Zabolotna, "Perspektywy probiotykoterapii w zakażeniu zatok", dostępne na stronie http://www.lyoferm.com/research, Dostępny od 15 maja **2019 r.**

[38] S. Alvarez, J. Villena, M. Tohno, S. Salva i H. Kitazawa, "Modulacja odporności wrodzonej przez bakterie kwasu mlekowego: wpływ na odpowiedź gospodarza na infekcje", *Current Resources in Immunology, tom* 3, s. 87-126, **2009.**

[39] S. Racedo, J. Villena, M. Medina, G. Agüero, V. Rodríguez i S. Alvarez, "*Lactobacillus casei* administration reduces lung injuries in a *Streptococcus pneumoniae* infection in mice," *Microbes and Infections*, vol. 8, no. 9-10, pp. 2359-2366, **2006.**

[40] S. Racedo, J. Villena, S. Salva, i S. Alvarez. "Influence of Yogurt consumption on the respiratory immune response," *Food and Agricultural Immunology*, vol. 20, no.3, pp. 231-244, **2009.**

[41] J. Villena, M. Medina, E. Vintiñi i S. Alvarez, "Stimulation of respiratory immunity by oral administration of *Lactococcus lactis*", *Canadian Journal of Microbiology*, vol. 54, no. 8, pp. 630-638, **2008.**

[42] S. Salva, J. Villena i S. Alvarez, "Differential immunomodulatory activity of *Lactobacillus rhamnosus* streins isolated from goat milk: impact on intestinal and respiratory infections", *International Journal of Food Microbiology*, vol. 141, no. 1-2, pp. 82-89, **2010.**

[43] A. Tanaka, M. Seki, S. Yamahira, H. Noguchi, K. Kosai, M. Toba, Y. Morinaga, T. Miyazaki, K. Izumikawa, H. Kakeya, Y. Yamamoto, K. Yanagihara, T. Tashiro, N. Kohda i S. Kohno, "*Lactobacillus pentosus* strain b240 suppresses *pneumoniae* induced by *Streptococcus pneumoniae* in mice," *Letters in Applied Microbiology*, vol. 53, no. 1, pp. 35-43, **2011.**

[44] J. L. Strominger, "Bacterial cell walls, innate immunity and immunoadjuvants", *Nature Immunology*, vol. 8, str. 1269-1271, **2007.**

[45] P. G. Larsson, E. Brandsborg, U. Forsum, S. Pendharkar, K. K. Andersen, S. Nasic, L. Hammarström i H. Marcotte, "Extended antimicrobial treatment of bacterial vaginosis combined with human lactobacilli to find the best treatment and minimize the risk of repses", *BioMed Central Infectious Diseases*, vol. 11, no. 1, pp. 223, **2011**.

[46] W. Ya, C. Reifer i L. E. Miller, "Efficacy of vaginal probiotic capsules for recurrent bacterial vaginosis: a double blind, randomized, placebo-controlled study," *American Journal of Obstetrics and Gynecology*, vol. 203, no. 2, s. 120-e1, **2010**.

[47] A. Homayouni, P. Bastani, S. Ziyadi, S. Mohammad- Alizadeh-Charandabi, M. Ghalibaf, A. M. Mortazavian i E. V. Mehrabany, "Effects of probiotics on the recurrence of bacterial vaginosis": A review," *Journal of Lower Genital Tract Disease*, vol. 18, no. 1, pp. 79-86, **2014**.

[48] P. Hay, "Bacterial vaginosis," *Medicine*, vol. 42, no. 7, pp. 359-363, **2014**.

[49] C. M. Galdeano, A. C. Dogi i G. Perdigón, "Różnica w sygnałach wywoływanych przez bakterie komensalne lub probiotyczne do nabłonka jelita i komórek odpornościowych," In: *Probiotyki: Immunobiotics and Immunogenics*, H. Kitazawa, J. Villena i S. Alvarez, redakcja *CRC Press*, Boca Raton, s. 36-53, **2013**.

[50] H. N. Youn, D. H. Lee, Y. N. Lee, J. K. Park, S. S. Yuk, S. Y. Yang, H. J. Lee, S. H. Woo, H. M. Kim, J. B. Lee, S. Y. Park, I. S. Choi, i C. S. Song, "Intranasal administration of live Lactobacillus species facilitates protection against influenza virus infection in mice," *Antiviral Research*, vol. 93, no. 1, pp. 138-143, **2012**.

[51] J. Villena, S. Salva, N. Barbieri i S. Alvarez, "Immunobiotyki do zapobiegania bakteryjnym i wirusowym infekcjom dróg oddechowych", In: *Probiotyki: Immunobiotics and Immunogenics*, H. Kitazawa, J. Villena i S. Alvarez, redakcja *CRC Press*, Boca Raton, s. 128-168, **2013**.

[52] F. J. Culley, "Natural killer cells in infection and inflammation of the lung", *Immunology*, vol. 128, nr 2, s. 151-163, **2009**.

[53] T. Strowig, F. Brilot i C. Münz, "Noncytotoxic functions of NK cells: direct pathogen restriction and assistance to adapttive immunity", *The Journal of Immunology*, vol. 180, no. 12, pp. 7785-7791, **2008**.

[54] M. H. Zelaya i M. G. Agüero, "Immunobiotyki i koagulacja zapalna", In: *Probiotyki: Immunobiotics and Immunogenics*, H. Kitazawa, J. Villena i S. Alvarez, redakcja *CRC Press*, Boca Raton, s. 248-279, **2013**.

[55] J. L. Strominger, "Bacterial cell walls, innate immunity and immunoadjuvants", *Nature Immunology*, vol. 8, s. 1269- 1271, **2007**.

[56] Del-Immune V®. http://www.delimmune.com/research, Dostęp 15 maja **2019**.

Rozdział 3. Fragmenty komórek probiotycznych (PCF) jako "nowe składniki nutraceutyczne".

Streszczenie

Probiotyczne fragmenty komórek (PCF) są strukturalnymi składnikami lizatu(ów) probiotycznego(ych) i wykazują podobny korzystny wpływ na gospodarza jak żywe bakterie probiotyczne. W technologii fragmentów komórkowych (CFT™), fragmenty strukturalne są izolowane i oczyszczane z żywych komórek probiotycznych. Podczas gdy zaobserwowano, że są one zależne od szczepu, jak w przypadku żywych probiotyków, doustnie podawane PCF wykazują szerokie spektrum funkcji immunomodulacyjnych; antyalergicznych; przeciwzapalnych; antybakteryjnych i antywirusowych; anty-mutagennych; oraz radioprotekcyjnych i detoksykacyjnych u ludzi i zwierząt. Mechanizmy działania PCFs obejmują zdarzenia z motywami peptydoglikanów ściany komórkowej (PGs), motywami DNA, składnikami zawierającymi nukleotydy, kwasami lipoteichoinowymi (LTA), białkami warstwy wierzchniej (S-Layer) oraz węglowodanami komórkowymi. Różne badania immunologiczne *w* badaniach *in vivo-in vitro wykazały*, że PCFs mają głównie zdolność do stymulowania makrofagów i indukowania cytokin, takich jak interleukiny (ILs), czynniki martwicy nowotworów (TNFs), interferony (IFNs) i komórki naturalnego zabójcy (NK). PCFs mogą być stosowane jako składniki żywności i napojów lub jako suplementy diety o długotrwałej stabilności i trwałości do 5 lat. PCF mogą być również stosowane jako regenerujące składniki zdrowotne w produktach kosmetycznych. Rezultat działania probiotyków CFT™ stanowi zaletę dla przemysłu spożywczego i farmaceutycznego w zakresie tworzenia unikalnych produktów o niezmienionych cechach sensorycznych pochodzenia. Dlatego też PCF są tu scharakteryzowane jako "nowe składniki nutraceutyczne" dla zachowania zdrowia zarówno ludzi jak i zwierząt.

Słowa kluczowe:

Fragmenty komórek probiotycznych (PCF), Paraprobiotyki, Immunobiotyki, Immunomodulator, Składniki nutraceutyczne, Bakterie kwasu mlekowego (LAB)

3.1. Wprowadzenie

Probiotyki są żywymi mikroorganizmami, które po podaniu w odpowiednich ilościach przynoszą korzyść zdrowotną gospodarzowi [1]. Natomiast paraprobiotyki definiuje się jako nieżywe komórki drobnoustrojów (nienaruszone lub połamane) lub surowe wyciągi z komórek, które po podaniu (doustnym lub miejscowym) w odpowiednich ilościach przynoszą korzyść dla konsumenta ludzkiego lub zwierzęcego [2]. Prefiks "para" jest preferowany w odniesieniu do jego interpretacji jako "obok" lub "nietypowy", który może jednocześnie wykazywać podobieństwo i różnicę w stosunku do tradycyjnej definicji probiotyku. Po wyizolowaniu i oczyszczeniu, dynamiczne struktury komórkowe z probiotyków lub paraprobiotyków (łącznie z ich pochodnymi lub metabolitami) mogą być podzielone na różne fragmenty. Te aktywne fragmenty, metabolity lub ich pochodne są wyrażone jako immunogeny (ryc. **9**) [3, 5].

Immunoglikany obejmują wewnątrzkomórkowe i zewnątrzkomórkowe składniki bakteryjne o właściwościach immunoregulacyjnych, takie jak peptydoglikan (PG), kwas lipoteichoinowy (LTA), zewnątrzkomórkowe fosfopolisacharydy oraz DNA/RNA [4]. Zwłaszcza paraprobiotyki zawierają wiele fragmentów strukturalnych o funkcjach fizjologicznych, takich jak PGs ściany komórkowej, kwasy tichoinowe (TAs), nukleotydy zawierające składniki motywów DNA i/lub RNA, białka warstwy powierzchniowej (S-layer), białka wydzielane oraz różne polisacharydy związane ze ścianą komórkową (CPS), jak pokazano na rycinie **10**. Wśród tych fragmentów, z których niektóre są immunogeniczne, przypisuje się im wyrażenie "probiotyczne fragmenty komórek" lub PCFs (patrz rys. **9)**.

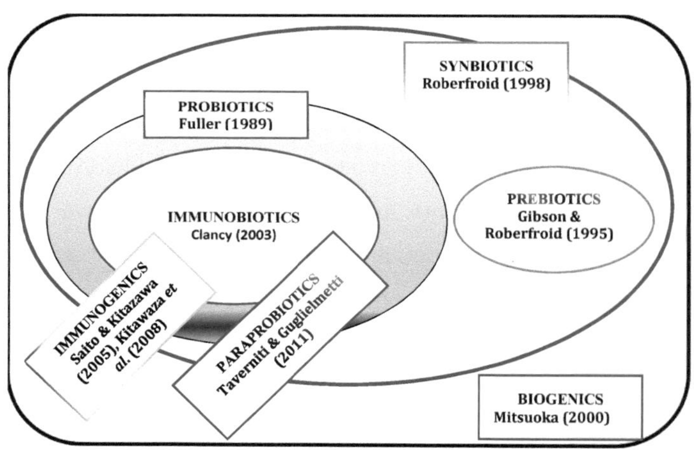

Rysunek 9. Wykres przedstawiający interakcje pomiędzy współczesnymi pojęciami probiotyku i terminów pokrewnych (Zmodyfikowany z odniesienia [5]).

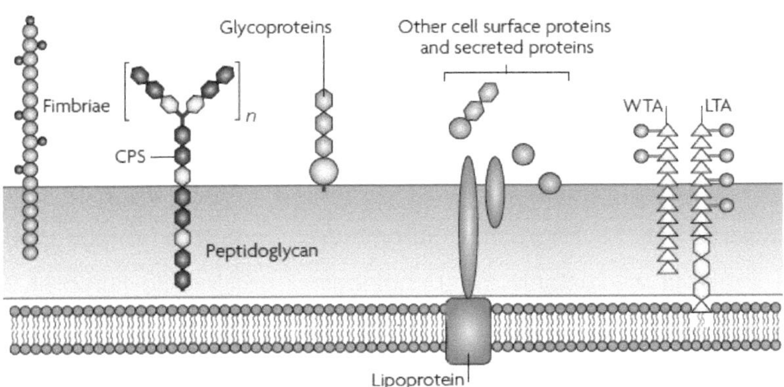

Rysunek 10. Niektóre z wyizolowanych PCF o strukturze para-probiotyków Gram (+); CPS to polisacharydy kapsułkowe; *n* oznacza, że cząsteczki CPS mogą być homo- lub hetero-polisacharydami o wyjątkowo zmiennej strukturze cukrowej; LTA to kwas lipoteichoinowy; WTA to kwas teichoinowy o ściankach. Dostosowane na podstawie odniesienia [6].

3.2. Tło PCF jako czynników modyfikujących silną reakcję immunologiczną

Dzięki zastosowaniu technologii fragmentów komórkowych (CFT™), fragmenty strukturalne mogą być izolowane i oczyszczane z renomowanych żywych komórek probiotycznych. Na przykład ściana komórkowa laktorobakterii zawiera kilka charakterystycznych elementów strukturalnych, składających się z wielowarstwowych PG sacculus, a mianowicie: peptydy muramylowe (MPs), dipeptydy muramylowe (MDPs) i polipeptydy muramylowe (MPPs), które są wysiewane z TAs, polisacharydy komórkowe i niektóre inne białka. AA są drugim głównym składnikiem ścian komórkowych i zwykle zawierają powtarzające się jednostki fosforanu poliribitolu lub fosforanu poliglicerolu (Glc) zakotwiczone kowalencyjnie w PG (patrz **rys. 10**).

TAs zawierają dwa rodzaje polimerów: ścienne kwasy teichoinowe (WTA) i lipoteichoinowe (LTA) [7]. Co ciekawe, tylko LTA są immunogenami, które zostały zidentyfikowane jako krytyczny czynnik wyzwalający synergiczną indukcję produkcji interleukiny (IL)-10 [8].

Stwierdzono, że fragmenty genomowych motywów immunogennych DNA indukują wydzielanie immunoglobulin i proliferację komórek B lub hamują wydzielanie IL-8 przez komórki HT-29 stymulowane czynnikiem martwicy nowotworu -α (tumor necrosis factor-α, TNF-α) [5]. Ponadto genomowe motywy DNA pochodzące od immunobiotycznych bakterii kwasu mlekowego (immunobiotic lactic acid bacteria - LAB) indukują immunoaktywację tkanki limfoidalnej związanej z jelitami (gut-associated lymphoid tissue - GALT). Termin "immunobiotyki" odnosi się do szczepów probiotycznych, które są w stanie korzystnie regulować układ odpornościowy śluzówki [9]. Ustalono również, że wiążące nukleotydy oligomeryzujące domeny zawierające białko-1 (NOD-1), NOD-2, receptor podobny do toll-a-2 (TLR-2) i TLR-9 mogą identyfikować lub rozpoznawać motywy DNA i składniki ścian komórkowych dietetycznego LAB, przyczyniając się tym samym do immunoregulacji w GALT [3]. W odniesieniu do mechanizmów immunoaktywacji wywoływanych przez immunogenne PCF, mechanizmy za pośrednictwem różnych TLR i receptorów NODopodobnych (NLR) jako receptorów rozpoznających wzór (PRRs) zostały ostatnio odkryte i uznane za część złożonego wrodzonego układu odpornościowego zarówno u ludzi, jak i u zwierząt (patrz **rycina 11**).

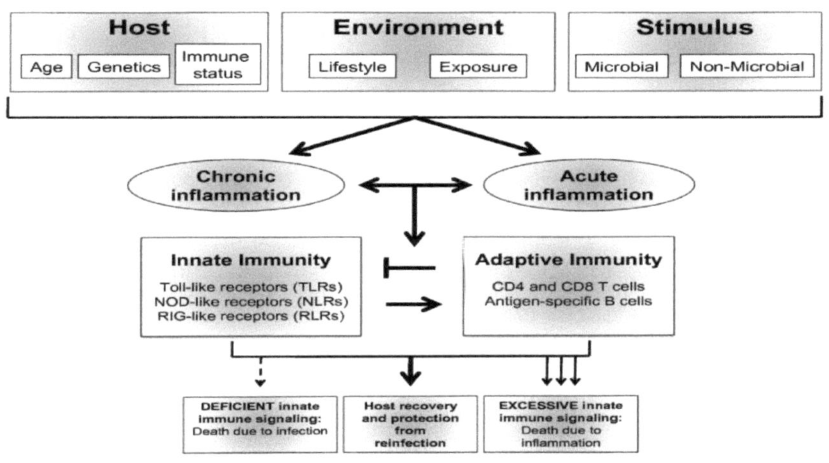

Rysunek 11. Mechanizmy reakcji zapalnych.

Polisacharydy w paraprobiotycznej ścianie komórkowej mają trzy rodzaje: Nić glikanowa PG (zwana polisacharydami ściennymi lub WPS), egzopolisacharydy (EPS) oraz polisacharydy kapsułkowe lub CPS [7]. Wśród nich tylko WPS i EPS są immunogenami. Ogólnie rzecz biorąc, MPs, MDPs, MTPs, LTAs, WPS, EPS i niektóre białka powierzchniowe są immunogenne, które zostały klinicznie udowodnione do interakcji z różnymi PRRs z komórek nabłonka jelita (IECs) i komórek immunologicznych błony śluzowej, tym samym modulując śluzowy układ odpornościowy. Należy podkreślić, że istnieją trzy klasy PRR, które wykrywają i podejrzewają składniki wirusowe: 1) retynogenny gen I lubiący receptory (RLRs), 2) TLRs, oraz 3) NLRs [5]. Co ciekawe, węglowodany i glikolipidy (występujące w wielu drobnoustrojach) aktywują również komórki nabłonka w wyniku interakcji z TLRs [10].

3.3. PCF jako MAMP i PRR jako Host Receptors

Jak pokazano na **Rysunku 7**, wszystkie PCFs mogą służyć jako Mikrobowe Wzorce Molekularne (MAMP), ponieważ aktywują one odpowiednie PRR wrodzonej odporności. PRR rozpoznają PCF jako MAMP, które są naturalnie rozpowszechnione i zachowane wśród wielu probiotyków, często zlokalizowane na powierzchni bakterii lub wydzielanych cząsteczek [11]. Dotychczas zidentyfikowano kilka MAMP immunobiotyków, które można powiązać ze słynną odpowiedzią gospodarza [6], a w wielu przypadkach te cząsteczki efektorowe są powiązane ze ścianą komórkową bakterii [7]. Do najbardziej znaczących PRR należą TLR, NLR, helikazy RIG-I-like RNA, receptory lektynowe typu C oraz cytosoliczne czujniki DNA [5].

Receptory te znakomicie dostrajają sygnały, które dokładnie rozpoznają ilość i jakość zachowanych cząsteczek związanych z MAMP, w tym węglowodanów, lipidów, białek, lipoprotein, bakteriocyn i kwasów nukleinowych. Po związaniu cząsteczek z PRR, aktywacja wrodzonego układu odpornościowego prowadzi do różnorodnych odpowiedzi komórkowych, w tym do indukcji interferonowych czynników regulacyjnych (IRFs), aktywatora białkowego-1 (AP-1) i czynnika jądrowego-kappa B (NF-κB), które wszystkie regulują ekspresję cytokin prozapalnych, takich jak TNF-α, IL-1β i interferon typu I (IFN) [12].

TLR to białka transmembranowe obecne na powierzchni komórki lub na błonie pęcherzyków endocytarnych zarówno IEC jak i komórek dendrytycznych jelit (DC). Co ciekawe, PCF napotykają zarówno DCs jelitowe, jak i IEC, które są krytycznymi uczestnikami zarówno odporności wrodzonej, jak i adaptacyjnej wykorzystującymi swoje PRR. Oprócz TLR, NLR rozpoznają również MAMP i są znane z przesyłania sygnałów w komunikacji z PCFs (patrz NOD-1 i NOD-2 na **rysunku 7**). PCFs są zatem w stanie modulować produkcję cytokin i regulować układ odpornościowy. Poza tym PCF aktywują również odpowiednie receptory odporności adaptacyjnej wobec tolerancji alergii [13] (ryc. **12**).

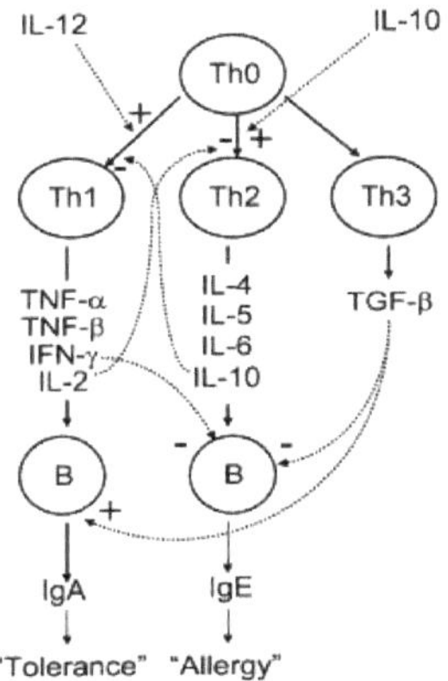

Rysunek 12. Rozwój fenotypu "alergicznego" [komórki pomocnicze typu 2 T (Th2)] lub "tolerancyjnego" (Th1). IL-12 stymuluje przesunięcie w kierunku fenotypu tolerancyjnego, natomiast IL-10 stymuluje dostarczanie fenotypu alergicznego. Komórki Th3, poprzez produkcję transformującego czynnika wzrostu-β (TGF- β), dodatkowo podsycają trend w kierunku tolerancji. Z drugiej strony, Immunoglobulina A (IgA) wspiera eliminację alergii; IgE może aktywować mastocyty i powodować objawy alergiczne. Dostosowane od strony referencyjnej [13].

W odniesieniu do motywów immunostymulacyjnych DNA doniesiono, że cytozyno-ganozyno-dynukleotydy (CpG)-DNA pochodzące od bakterii stymulują limfocyty B [5] i prowadzą do masowego wzrostu zainteresowania immunostymulacyjnym DNA. W ramach PCF motywy immunostymulacyjne DNA indukują interferon IFN-α i IFN-γ, a także są silnym aktywatorem komórek NK (Natural Killer). TLR-9 od dawna uznawany jest za cząsteczkę receptora dla CpG-DNA [14], w związku z czym nasze rozumienie wpływu motywów DNA w PCFs na układ odpornościowy jest również zaawansowane dzięki TLR-9 (ryc. **7** i 13). **TLR są** uważane za idealne dla naturalnych mechanizmów obronnych, a każda TLR posiada indywidualne cząsteczki identyfikacyjne, które są modulinami bakteryjnymi [15, 16]. Ogólnie rzecz biorąc, TLR mogą rozpoznawać moduliny bakteryjne posiadające MAMP lub wzorce molekularne powiązane z patogenami (pathogen-associated molecular patterns - PAMPs) i wywierać wpływ na odpowiedź immunologiczną za pośrednictwem cytokin [17].

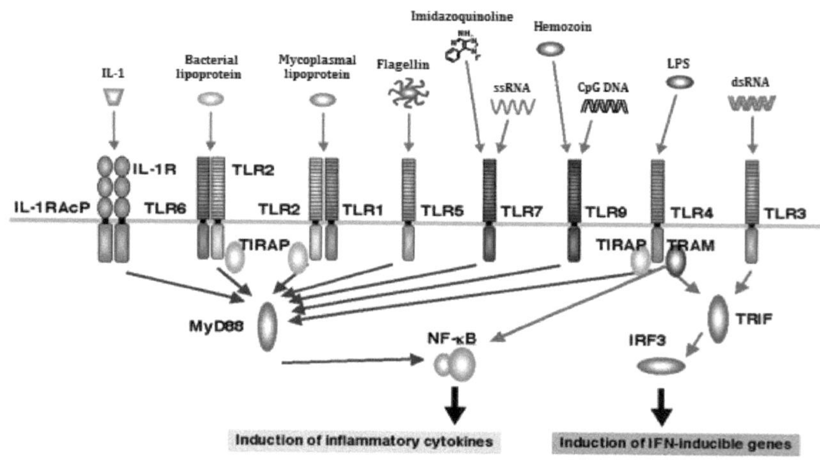

Rysunek 13. Uznawanie PAMP-ów i MAMP-ów przez rodzinę TLR-ów.

3.4. Historia bezpiecznego użytkowania PCF

RSW wywodzą się z półwiecznych badań prowadzonych przez europejskich naukowców [18], a ich wartość dla nowych i innowacyjnych lizatów probiotycznych ma wspólną, ponad dekadową historię w Rosji, Europie, Japonii i Stanach Zjednoczonych Ameryki. Praktycznie wszystkie szczepy stosowane w CFT™ są uważane za drobnoustroje komensalne, nie posiadające potencjału patogennego, a większość z nich przeszła ocenę przepisów Unii Europejskiej (UE) dotyczących nowej żywności. LAB i drożdże *Saccharomyces* są znanymi probiotykami. Szczepy z rodzajów *Lactobacillus* i *Bifidobacterium* są *najwyżej oceniane pod względem* bezpieczeństwa, a wiele z nich uzyskało powszechnie uznawany status bezpiecznych (GRAS).

Inne rodzaje *Streptococcus*, *Bacillus* lub *Enterococcus* obejmują liczne patogeny oportunistyczne. Analizy kliniczne i doświadczalne objęły wiele przypadków profilaktyki i leczenia zaburzeń żołądkowo-jelitowych, alergii, raka jelita grubego, gojenia się ran, zatok, grypy i innych ostrych i przewlekłych infekcji/chorób lub codziennych dolegliwości. Większość z nich można by w sposób ekspresyjny i bezpieczny rozwiązać przy użyciu paraprobiotyków lub PCF. Większość preparatów PCF została przebadana i uznana za skuteczną w zapobieganiu i leczeniu wszystkich wcześniej wymienionych problemów, w tym kolonizacji żołądka przez patogeny u ludzi, niedoboru odporności, a także zmian zakaźnych o etiologii bakteryjnej, wirusowej i grzybiczej [18]. Mechanizmy działania PCF na niektóre z krytycznych stanów chorobowych zostały opisane osobno poniżej. Ogólnie rzecz biorąc, ustalone PCF są uznawane za wysoce bezpieczne.

3.5. Trawienie i wchłanianie pokarmowe

Należy podkreślić, że ekosystem OG charakteryzuje się dynamicznymi i wzajemnymi oddziaływaniami pomiędzy jego komensalną mikrobiotą, nabłonkiem i układem odpornościowym. Ponieważ probiotyki i paraprobiotyki są częścią flory jelitowej (w sposób naturalny lub poprzez suplementację), zrozumienie mechanizmów, za pomocą których RSW wymuszają swoje immunomodulujące oddziaływanie na gospodarza, wymaga zarysowania, jaką pozycję RSW zajmują we florze jelitowej.

Konieczne jest również zrozumienie, w jaki sposób komensalna mikrobiota w żołądku wchodzi w interakcję i wspiera układ odpornościowy własnego gospodarza. Ponadto uważa się, że systemowe indukowanie drobnych stanów zapalnych ma istotne znaczenie dla działania PCF przeciwko zespołowi atopowego wypryskowego zapalenia skóry. Podobnie, zastosowanie PCF, mające na celu wzmocnienie odpowiedzi immunologicznej gospodarza, jak te stosowane w profilaktyce zapalenia żołądka i jelit czy biegunki podróżnych, również wydaje się wymagać unikalnych preparatów PCF o niewielkiej aktywności immunostymulacyjnej. Natomiast w przypadku leczenia nieswoistych zapaleń jelit (NZJ) preparaty PCF, które mogą skorygować patologię prozapalną, mogą być sformułowane nieco inaczej, biorąc pod uwagę uszkodzoną barierę nabłonkową.

W tym przypadku preferowane są kombinacje zarówno żywych komórek probiotycznych, jak i nieżywotnych PCF. W tym rozdziale jest niezwykle jasne, że RSW mogą być stosowane jako "nowe składniki nutraceutyczne" w celu promowania doskonałego zdrowia, zapobiegania i leczenia chorób zakaźnych, antyalergicznych, przeciwnowotworowych lub przeciwnowotworowych, przeciwzapalnych, gojenia ran i wielu innych. Zgodnie z tymi założeniami, RSW dążą do osiągnięcia konsensusu w zakresie rozwoju nowych produktów nutraceutycznych, które są korzystne dla przemysłu spożywczego i farmaceutycznego.

3.5.1. Środki trwałe trwałe jako źródło niezbędnych i nieistotnych aminokwasów

PCF stanowią źródło nie tylko peptydów muramylowych o aktywności biologicznej, ale także pochodzących od nich aminokwasów egzogennych i azotu organicznego. Peptydy, MDP i MTP o aktywności biologicznej (**rys. 7**) mają istotne znaczenie, ponieważ są dobrze scharakteryzowane w obrębie PG paraprobiotycznej ściany komórkowej. Stwierdzono, że peptydy macierzyste w tych peptydach muramylowych zawierają 4 naprzemienne D- i L-aminokwasy o aktywności biologicznej [19]. ^{I} aminokwasem MTP jest L-alanina, ^{II} i ^{IV} aminokwasy to odpowiednio D-glutamina i D-alanina. L-lizyna jest $^{3.}$ aminokwasem u większości bakterii Gram (+), natomiast u niektórych pałeczek Gram (+) i większości bakterii Gram (-) jest to kwas *mezo-diaminopimelinowy* (*meso-DAP*) [19]. Zgodną sekwencją aminokwasów w bakteriach Lactobacilli jest L-Ala/D-Glu/(L-Lys lub *meso-DAP*)/D-Ala/D-Ala [6].

Co więcej, D-asparagina jest często używana jako mostek krzyżowy między L-lizyną i D-alaniną, a reszta może być również amidowana [6]. Należy przyznać, że zubożenie L-argininy jest związane z patogenezą. Wydaje się, że stosowanie L-Arg przez trofozoity drastycznie zmniejsza dostępność tego aminokwasu do syntezy NO, związku hamującego wzrost, encystację i excystację *Giardia* [20]. Ponadto stwierdzono, że niewielkie stężenie L-Argu w luminalu zmniejsza ruchy enterocytów, co zapewnia pasożytowi bardziej stabilne środowisko do kolonizacji [20, 21]. L-Ser, L-Gly i L-Orn wykryto również w niektórych laktobakteriach.

3.5.2. 3.5.2. Mechanizmy działania

Jako "nowe składniki nutraceutyczne", PCF są w równym stopniu poddawane procesom trawienia i wchłaniania w przewodzie pokarmowym. Mogą one najpierw wchodzić w interakcje w obrębie przewodu pokarmowego, a następnie wywierać swoją ukierunkowaną, potrzebną aktywność w różnych narządach obwodowych po wchłonięciu.

Aby PCF stały się bioaktywne, muszą być dostarczane w wystarczającej ilości podczas trawienia w przewodzie pokarmowym, a następnie regulowane przed i po wchłonięciu. Oznacza to, że procesy IG regulują dostarczanie do organizmu przetrawionych PCF, w tym ich aminokwasów i/lub azotu, a w konsekwencji ich wykorzystanie metaboliczne.

Jak wskazano wcześniej, kluczowe PCF obejmują PG, TAs, WPS, EPS, CPS oraz różne białka powierzchniowe. PG posiada trzy wyróżniające się peptydy: MPs, MDPs i MTPs. Te 3 fragmenty PG, na przykład, muszą być najpierw zhydrolizowane przez lizozym lub przebudowane w wyniku działania autolizy w jelicie, zanim zostaną wykryte przez PRR [6]. Ponadto, PG są ligandami dla TLR-2, z CD14 jako współreceptorem [6]. Z drugiej strony, głównymi składowymi TAs są WTA i LTA. Naturalnie, [1.] etap trawienia BP i innych białek powierzchni komórki lub wydzielanych białek wiąże się z hydrolizą pepsyny i wydzielaniem kwasów w żołądku.

Ponadto oczekuje się, że większość strawionych PCF będzie łatwo przyswajalna w nienaruszonej formie, gdy tylko zostaną opróżnione do dwunastnicy. Jednakże niektóre z tych fragmentów powinny wytrącać się w żołądku, a następnie stopniowo uwalniać się do jelita cienkiego w postaci zdegradowanych fragmentów. W dwunastnicy, te komórki fragmenty dalej poddają trzustkowym enzymom.

Według naszej wiedzy, PCF zostały znalezione w świetle jelit (w nienaruszonych i/lub zdegradowanych formatach), dzięki czemu aktywowały TLR, prowadząc do powstania ligandu indukującego proliferację (APRIL) i produkcji czynnika aktywującego komórki B (BAFF) [22]. Te dwie cytokiny są również znane z promowania w jelitach wszystkich rodzajów reakcji przełączania klas IgA [22]. Ponieważ ogon jelita zawiera liczne peptydazy, takie jak pepsyna, elastaza, trypsyna, chymotrypsyna i karboksypeptydaza, oczekuje się, że PG zostaną zdegradowane do MTP, MDP, MP, innych mniejszych peptydów i aminokwasów, które zostaną ostatecznie wchłonięte. Oczekuje się, że wchłanianie strawionych PCF z jelita będzie również specyficzne. W przeciwieństwie do tego, niektóre PGs mogą być stosunkowo odporne na proteolityczne enzymy trawienne i w ten sposób, może również osiągnąć swoje podstawowe cele w stanie nienaruszonym.

Specyficznie, substancje prolinowe lub lizyny zawierające MP mogą być bardzo odporne na degradację proteolityczną. Natomiast MDP są przyjmowane przez transporter peptydów jelitowych PEPT1 (znany jako SLC15A1) w postaci nienaruszonej [6].

W porównaniu z mechanizmami działania przedstawionymi na **rysunku 7**, inne badania opisały również, że zdigitalizowany kwasem CPS indukuje produkcję wyższych IFN-γ i niższych IL-4 w splenocytach myszy niż u myszy leczonych wodą [23]. Odkrycie to potwierdza rolę kwasu żołądkowego w dostarczaniu wielu różnych PCF jako składników pokarmowych, które są łatwo dostępne dla organizmu do wchłonięcia. Oznacza to, że strawione PCF mogą być wchłaniane przez plastry Peyera przez komórki mikrofałdowe (M) w przewodzie pokarmowym i modulować komórki prezentujące antygeny (APC), takie jak DC, przez TLR lub NLR. Może to skutkować selektywnym wzmocnieniem proliferacji komórek Th1, a następnie produkcją IFN-γ i IL-2 (ryc. **12**), które są dynamicznymi i silnymi cytokinami dla odpowiedzi immunologicznej za pośrednictwem komórek [23].

Chodzi o to, że IFN-γ nie tylko aktywuje makrofagi i komórki NK, ale także selektywnie hamuje proliferację komórek Th2, które produkują cytokiny, takie jak IL-4 i kilka innych (patrz **rys. 12**). Co ciekawe, stwierdzono, że enzym fosfatazy alkalicznej (IAP) w jelicie wierzchołkowym redukuje sygnalizację lipopolisacharydu (LPS)-TLR-4 poprzez detoksykację LPS [6].

Większość PCF, w tym bioaktywne MP, mogą działać bezpośrednio na swoich spektakularnych celach istniejących w układzie OG. MDP i MTP mogą również przecinać jelita i docierać do peryferyjnych miejsc docelowych. Oprócz transportera peptydów jelitowych PEPT1 lub oznaczonego jako SLC15A1, opisano inne specyficzne sposoby transportu, takie jak transcytoza (która jest związana z transportem makrocząsteczek i drobnoustrojów przez komórki M) [19] i endocytoza (białek otoczki wirusowej, DNA i RNA, poza komórkami oraz wakuole cytoplazmatyczne po fagocytozie) [24]. Wchłanianie i transport przetrawionych PCF do płatów Peyera przez komórki M byłoby dalej przetwarzane przez profesjonalne APC (DCs lub makrofagi) przed wejściem do krezki węzłów chłonnych. Alternatywnie, luminalny PCF może wchodzić w propria lamina albo przez komórki M (głównie antygen cząsteczkowy) nakładające się na płaty Peyera przez enterocyty (antygen rozpuszczalny), albo potencjalnie poprzez wychwycenie przez przesuwanie DC, zgodnie z interpretacją odniesienia [25].

Uważa się, że mezenteryczne węzły chłonne i plastry Peyera są dwoma głównymi miejscami indukcji (patrz **rysunek 14**). Płaty Peyera znajdują się głównie po stronie antycentrycznej jelita cienkiego i obejmują kilka stref produkcji komórek B z centrami kiełkowymi zwanymi pęcherzykami. Tak więc przylegające do nich w obszarach parafolikularnych znajdują się strefy bogate w komórki T [25]. Po wewnątrzkomórkowym przetworzeniu i obróbce przetrawionych PCF, komórki odpornościowe przemieszczają się z lamina propria i plastrów Peyera do mezenterycznych węzłów chłonnych, skąd przez przewód piersiowy mogą dostać się do krwiobiegu (ryc. **14**).

Jednakże, podczas przetwarzania PCFs i poprzez interakcję z komórkami immunokompetentnymi, oczekuje się, że większość PCFs będzie wywierać działanie immunomodulujące poprzez wywoływanie właściwej produkcji cytokin przez komórki immunokompetentne. Zasadniczo wydaje się to wskazywać, że PCF mogą być użyteczne w zapobieganiu chorobom układu pokarmowego i oddechowego wywoływanym przez cytokiny. Cytokiny są znane ze swojego wpływu na pobudzanie lub hamowanie funkcji komórek [25]. Co więcej, zdegradowane PCF znajdują się również we krwi w postaci zdegradowanej. Proteoliza enzymatyczna może również wytwarzać inne bioaktywne MP lub proste peptydy w organizmie. Należy jednak zauważyć, że gatunki bakterii proteolitycznych mogą tworzyć poszczególne MP, MDP, MTP lub inne peptydy, a te mogą być mniej efektywne w oryginalnej postaci, jeśli nie są przygotowane wewnątrzkomórkowo.

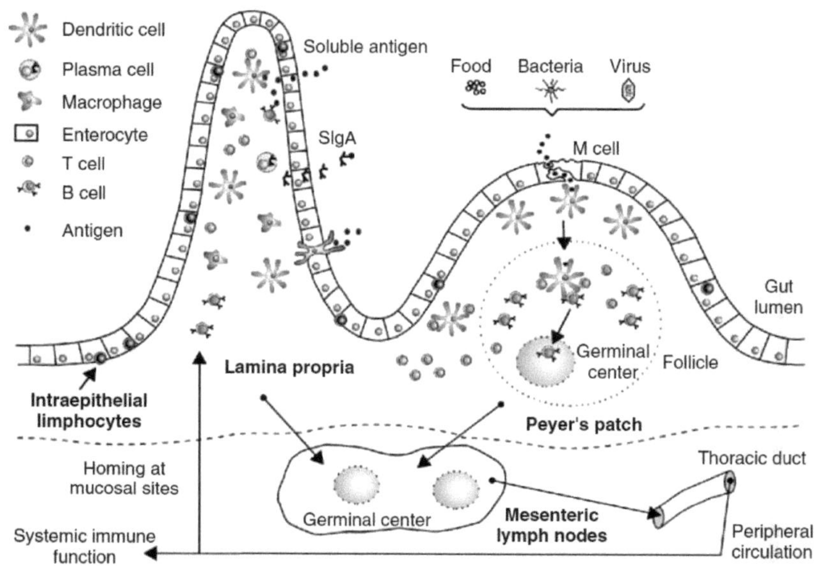

Rysunek 14. Schematyczne przedstawienie tkanki limfatycznej związanej z jelitami (GALT). Dostosowane na podstawie odniesienia [25].

3.6. Wzmocnienie obrony ciała

RSW są związane z różnymi działaniami antybakteryjnymi. Jak można zaobserwować na **Rycinie 7**, PCF obejmują MP, MDP i MTP, które zapewniają bierną ochronę jelit ludzkich przed szerokim spektrum drobnoustrojów chorobotwórczych (porównaj z **Ryciną 15**). Poza tym, paraprobiotyki zawierają inne składniki immunologiczne, takie jak czynniki wzrostu, białka warstwy S, ekstrakty cytoplazmatyczne, w tym LTA, motywy CpG-DNA, WPS, EPS i inne cząsteczki, które mogą modulować układ odpornościowy. Takie antyinfekcyjne fragmenty mogą być przedstawiane jako "nowe składniki nutraceutyczne" dla żywności funkcjonalnej, ponieważ wzmacniają one specyficzne i niespecyficzne mechanizmy obronne organizmu.

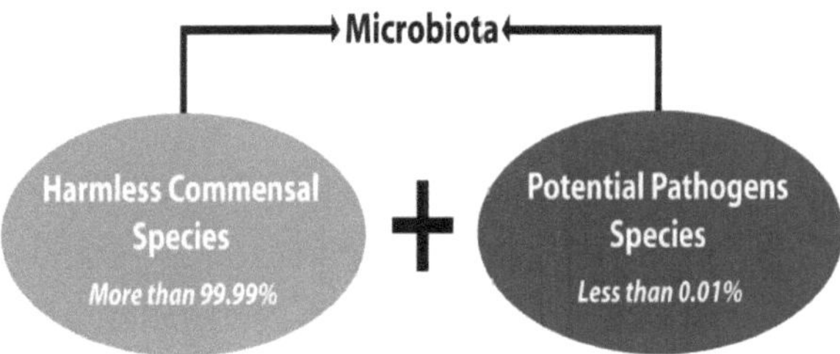

Rysunek 15. Populacja mikroorganizmów przeciętnego zdrowego człowieka, które zamieszkują skórę i błony śluzowe. W związku z tym mikrobiota kwalifikuje się do stosowania jako niezbędny środek leczniczy.

3.6.1. Działania antybakteryjne i antywirusowe

Stwierdzono, że białka warstw S paraprobiotycznych hamują adhezję enteropatogennych bakterii takich jak *Clostridium perfringens* [26], *Escherichia coli* O157:H7, *Salmonella* Typhimurium [27] i *Clostridium difficile*, *Shigella* sp. i *Salmonella* sp. [28] do śluzu i/lub komórek nabłonka jelita w sposób konkurencyjny. Z piśmiennictwa wynika, że w przypadku uszkodzenia lub usunięcia białek S-warstwowych laktabakterii, aktywność adhezyjna komórek nabłonka gospodarza jest zagrożona [29]. Mogą one również wypierać, hamować wiązanie toksyn enterobakteryjnych do ich receptorów, zwłaszcza do śluzówki i powierzchni komórek Caco-2, w sposób konkurencyjny [29]. O ile wiadomo, że motywy CpG-DNA aktywują komórki nabłonka poprzez interakcję z TLR (ryc. **7** i 13) w przypadku zatok, grypy, zapalenia opon mózgowych i zakażeń wirusowych, to niesprecyzowane motywy DNA wykazują wyższy poziom aktywności antagonistycznej wobec zakażeń bakteryjnych i wirusowych [18].

PCF zawierają szereg motywów immunostymulacyjnych DNA. Ponadto stwierdzono, że paraprobiotyki zawierają około 2939 do 3381 różnych peptydów obronnych gospodarza (HDPs) [30]. Ogólnie rzecz biorąc, wiadomo, że HDP wpływają na odpowiedź gospodarza na zakażenia na kilka sposobów, w tym na bezpośrednie zabijanie drobnoustrojów, wspomaganie gojenia się ran, produkcję cytokin, modulację chemokin, wzmacnianie angiogenezy [31], ograniczanie stanu zapalnego, antyseptykę, wzmacnianie odpowiedzi na szczepienia i regulowanie metabolizmu [32]. Uważamy również, że HDP są głęboko zaangażowane w aktywację neutrofili. Odnotowuje się, że aktywowane neutrofile mają trwałą obecność, z ciągłą rekrutacją i aktywacją w trakcie przerwanego procesu gojenia również w ranach przewlekłych [33]. Równie ważne jest to, że bakteriocyny z różnych probiotyków przyciągają znaczną uwagę w dziedzinie konserwacji żywności [34] i mogą być scharakteryzowane jako "nowe składniki nutraceutyczne", ponieważ mogą hamować przenoszone przez żywność bakterie chorobotwórcze i psujące się.

3.6.2. Działanie przeciwalergiczne, mutagenne, przeciwzapalne i przeciwzakaźne

Immunostymulacyjne sekwencje DNA (ISS-DNA) i ich syntetyczne sekwencje oligodeoksyynukleotydów (ODN) to dwie zidentyfikowane struktury immunostymulacyjnych DNA [35]. Pochodzą one z immunobiotyku LAB i są głęboko zaangażowane w obronę gospodarza przed guzem, stanami zapalnymi i innymi infekcjami. W innych przypadkach zgłaszano, że motywy DNA CpG-ODN hamują swoiste dla alergenów kwasochłonne zapalenie dróg oddechowych w modelach morynowych astmy oskrzelowej, a także poprawiają nadreaktywność dróg oddechowych [36]. Generalnie wiadomo, że motywy DNA biorą udział w zdarzeniach immunostymulacyjnych i wciąż zyskują zaawansowane zrozumienie dla swoich kompetencji w zakresie regulacji sieci immunologicznych w jelicie poprzez indukcję cytokin (ryc. **7**).

Pewnego dnia produkcja PCF jako "nowych składników nutraceutycznych" będzie odgrywać znaczącą rolę w rozwoju immunogennych środków spożywczych, pasz immunogennych i leków immunogennych. Miałyby one natychmiastowy wpływ na zapobieganie i ochronę gospodarza przed wszelkiego rodzaju alergiami, chorobami zakaźnymi, autoimmunologicznymi i zapalnymi. Chociaż wydaje się, że EPS nie mogą same w sobie przynosić znaczących efektów handlowych [37], to jednak nadal są one zalecane do działań prozdrowotnych, takich jak działanie immunomodulujące, przeciwnowotworowe, obiecujące działanie obniżające poziom cholesterolu oraz działanie prebiotyczne [38].

3.6.3. Efekty immunomodulujące

Stwierdzono, że różne PG, HDP lub ich peptydy działają jako związki immunomodulujące. Stwierdzono, że probiotyk CFTTM, MPs, MDP, MTP zwiększają fagocytozę i modulują proliferację i różnicowanie limfocytów ludzkiej krwi obwodowej [18]. Na przykład wykazano, że czyste MDPs *L. rhamnosus* V stymulują układ odpornościowy głównie przez fagocytozę. Ten przypadek pokazuje, że każdy peptyd może mieć różną aktywność biologiczną. Mechanizmy, dzięki którym PCF wywierają swój immunomodulujący wpływ, w tym pojedyncze tysiące HDP [30], przedstawiono na **Rycinie 7**. Można zauważyć, że wszystkie efekty immunomodulacyjne są związane z NLR i TLR. Nasze dane doświadczalne i kliniczne potwierdziły również, że PCFs są aktywnie zaangażowane w regulację ścieżek odpowiedzi immunologicznej Th1/Th2, zgodnie z **Ryciną 12**. Skuteczność PCF jest z góry określona przez ich zdolność do wywierania wpływu na różne powiązania odporności wrodzonej i adaptacyjnej, zarówno specyficzne jak i niespecyficzne, dzięki czemu są w stanie kontrolować i koordynować odpowiedź immunologiczną ścieżkami Th1 lub Th2, w zależności od stanu odporności organizmu.

Większość badań potwierdziła, że stymulacja paraprobiotykami jako MAMP, rzeczywiście aktywowała makrofagi, DC, komórki nabłonkowe i receptory transmembranowe, tym samym indukuje wzrost poziomu produkcji różnych cytokin, chemokin i cząsteczek kostymulujących (**rysunki 7** i 13). **Powiadamiają** one gospodarza o naruszeniu bariery śluzówkowej i odwracają odpowiedź immunologiczną w miejscu zakażenia [25]. Większość cytokin (ILs, IFNs, TNFs) produkowanych jest z limfocytów T adherentnych (makrofagów i DCs) lub nie adherentnych limfocytów T. W zależności od dokładnej kombinacji i czasu trwania wyraźnych sygnałów pochodzących z nabłonka i komórek efektorowych rezydentów. Na przykład, DC rosną i reagują w sposób zróżnicowany, przy czym ich cytokiny kontrolują kierunek i rodzaj odpowiedzi immunologicznej, która ma zostać zainicjowana [25]. W naszych badaniach PCF podawane doustnie wykazały zdolność do indukowania produkcji komórek TNF i NK, a także regulowania syntezy IL-4, IL-10, IL-12 i IFN (ryc. **7**, **12**, **16** i 17). Należy również wiedzieć, że wyniki produkcji cytokin *in vivo* po spożyciu probiotyków były bardzo zróżnicowane zarówno u ludzi, jak i u zwierząt.

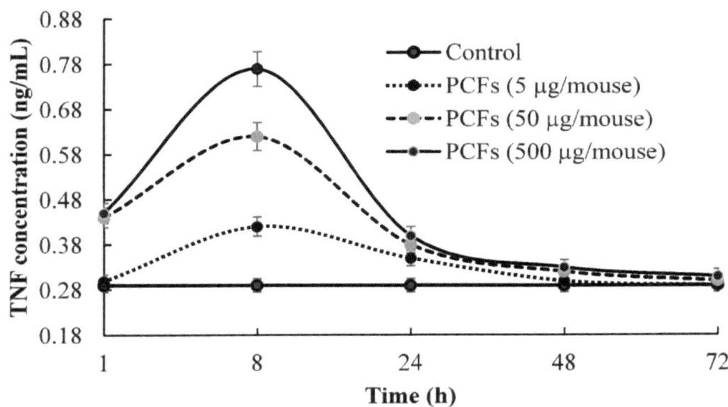

Rysunek 16. Dynamika TNF w surowicy murynowej po doustnym podaniu PCF u myszy.

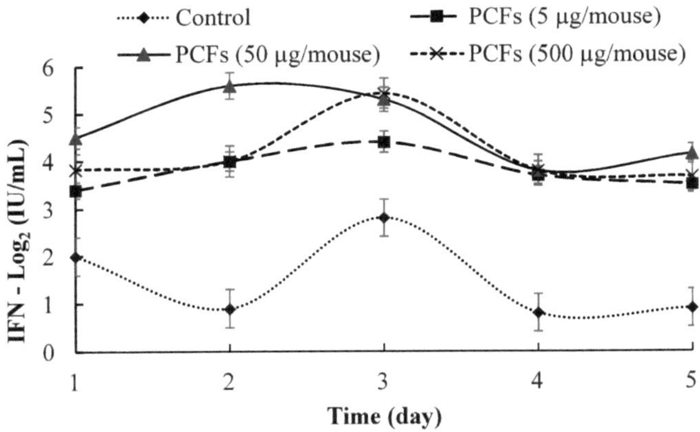

Rysunek 17. Aktywność interferonowa PCF u myszy.

Wyniki wydawały się zależeć od rodzaju użytego szczepu i ustawień doświadczalnych. TLR-9 jest jednym z PRR, który jest bardzo zaangażowany w rozpoznawanie niemetylowanych DNA CpG, w pełni występujących w genomach bakteryjnych (patrz **rys. 7** i 13). Motywy DNA bakterii indukują wydzielanie immunoglobulin i wyzwalają proliferację komórek B [39].

W porównaniu z **Rycinem 7** inne badania wykazały również, że cytoplazmatyczne frakcje paraprobiotyków, czyli głównie LTA, indukują makrofagi do uwalniania IL-6 i TNF-α oraz zwiększają liczbę komórek IgA (+) w laminie propria jelita cienkiego [39]. Oprócz motywów DNA stwierdzono, że różne peptydy w ramach PCF hamują proliferację *Staphylococcus aureus* i chronią myszy przed zakażeniem opryszczką i zapaleniem opon mózgowych poprzez stymulację proliferacji limfocytów T oraz komórek fagocytozy, *in vivo* [18]. Uważa się zatem, że ciągła ekspozycja PCF na problematyczne antygeny zmniejsza odpowiedź immunologiczną i normalizuje produkcję przeciwciał IgA i IgG poprzez wzmocnienie hamujących komórek T. W związku z tym te immunomodulujące PCF są kwalifikowane jako poprawiające zdrowie składniki żywności funkcjonalnej, suplementów żywieniowych, wyróżniających się leków, kosmetyków, produktów zdrowotnych dla zwierząt itd.

3.7. Putative Protective Effects on Chronic Diseases and Infections

3.7.1. Działania antyrakotwórcze i możliwość przeciwdziałania malarii

PCF wykazały działania antyproliferacyjne w odniesieniu do prekluzji raka. Wiele badań eksperymentalnych sugerowało różne mechanizmy przyjmowania większości składników PCF i ich chemoprotekcyjną rolę w różnych formach raka. Na przykład, antynowotworowe działanie składników komórkowych laktobacillusów zostało przypisane 1) wiązaniu genotoksycznych czynników rakotwórczych; 2) interakcji z układem odpornościowym; 3) indukcji apoptozy wywierającej działanie antyproliferacyjne i różnicowanie komórek nowotworowych; 4) ekstraktowi butanolowemu z *B. adolescentis* - w zależności od dawki - wykluczał rozwój komórek nowotworowych jelita grubego (Caco-2, HT-29 i SW480); 5) stężone supernatanty *L. plantarum* wykluczały wzrost ludzkiej linii komórek promyelocytowych (komórki HL-60); 6) związany z komórkami EPS *L. acidophilus* wywierał działanie przeciwnowotworowe na komórki HT-29; 7) probiotyczne ściany komórkowe i/lub ekstrakty cytoplazmy wskazywały na istotne działanie antyproliferacyjne przeciwko nowotworom [40]. Należy jednak przyznać, że badania nad działaniem przeciwnowotworowym przy użyciu PCFs stanowią wyzwanie ze względu na zróżnicowaną etiologię nowotworów. Co ciekawe, PCFs z *L. delbrueckii* subsp. *bulgaricus* LB86 VCIM-B5788 zostały zatwierdzone na Ukrainie i nadal są tam stosowane jako lek wspomagający w leczeniu nowotworów [18].

Wrażenie, że paraprobiotyczne motywy DNA mogą wykazywać silne działanie przeciwnowotworowe przeciwko guzom tego samego typu, zostało po raz pierwszy odniesione w 1984 roku [41]. Zarówno motywy DNA CpG-ODN, jak i nie-CpG-ODN odgrywają różną rolę, w zależności od zastosowanych szczepów paraprobiotycznych. Istnieją jednak wystarczające dowody na to, że niemetylowane sekwencje CpG-DNA i ODN biorą udział w zapobieganiu i leczeniu nowotworów, alergii, chorób zakaźnych i zapalnych [42].

Wykazano natomiast, że immunosupresyjne ODN tłumią objawy stwardnienia rozsianego, sepsy, wstrząsu endotoksycznego oraz powstawania i proliferacji komórek nowotworowych, ponieważ hamują one aktywność komórek CD8+ T i B [35]. W związku z tym paraprobiotyki z immunosupresyjnym oligodeoksyynukleotydem zmutowanym w sekwencji CpG (ISM-ODN) są zadłużone za swoje zidentyfikowane leki. W literaturze wykazano, że ISM-ODN silnie wiąże się z grupowym pudełkiem o wysokiej mobilności (high-mobility group box - HMGB) i uniemożliwia aktywację układu odpornościowego [35]. Do tej pory kilka odkrytych AT-ODN wywierało ogromny wpływ w dziedzinie medycyny, a inne nadal są brane pod uwagę przy opracowywaniu leków na malarię [35, 43] - chorobę zakaźną.

Stwierdzono, że EPS chroni myszy przed ciężkimi infekcjami wirusowymi grypy [23]. Ponadto EPS mają pozytywne działanie immunostymulacyjne, takie jak anty-tumorygeneza, aktywacja makrofagów, indukcja cytokin i aktywność mitogenna komórek B [23]. W związku z tym PCF wydają się być użyteczne w przełamywaniu replikacji komórek nowotworowych, jednak nie przeszkadzają zdrowym tkankom (PCF). Równie ważne jest to, że mitochondria odgrywają istotną rolę w rozwoju i umieraniu komórek nowotworowych [40, 44]. Od czasu tego odkrycia utrata potencjału błony mitochondrialnej (△ψm) zaczęła zdobywać coraz większą popularność na całym świecie, ponieważ wiadomo, że jest ona związana z inicjacją apoptotycznej drogi mitochondrialnej na komórkach nowotworowych [40].

Podczas gdy mechanizmy utraty △ψm są nadal skomplikowane, ekspozycja PCF na komórki nowotworowe jest wymagana do rozbicia △ψm poprzez modulację drogi sygnału mitochondrialnego. Nasze badania wykazały, że doustne podawanie PCFs u myszy wykazywało wysoki poziom TNF w ciągu 8 h od spożycia (ryc. **16**). Ponadto poziom produkcji krytycznych IFN został podniesiony 2,5-3 razy w porównaniu z kontrolą (Ryc. **17**). Ogólnie rzecz biorąc, PCF wykazały zdolność do indukowania produkcji komórek NK i TNF oraz do regulowania syntezy IL-4, IL-10, IL-12, IFN i neutrofili [18]. Fascynująco, większe dawki PCFs nie zawsze skutkowały większą skutecznością.

3.7.2. Putatywne działanie antyparazytogenne

Wykazano, że doustne podanie paraprobiotycznego *L. casei* lub jego zużytego supernatantu z hodowli zmniejszyło zakażenie włosieniem spiralnym w jelicie zwierzęcym z 32-44% [20]. W tym samym badaniu zaobserwowano również redukcję larw *T. spiralis* w tkankach mięśniowych. Wydaje się, że ochronne mechanizmy działania zależą od kolonizacji jelita przez fragmenty komórkowe laktorobakterii, przetwarzania makrofagów PCF czy lizatów komórek probiotycznych oraz aktywacji komórek T i B poprzez produkcję IL-2. Aktywne składniki PCF są głównymi obiektami korzystnymi dla zdrowia gospodarza, a ich przenikalność w jelitach jest prosta, jak wyjaśniono na **rysunku 14**. Rzeczywistość jest taka, że PCF są transportowane i wchłaniane przez jelito. W odniesieniu do aktywności antyparazytogennej, PCF mogą oddziaływać na pasożyty patogenne dla człowieka poprzez produkcję IL-10 z komórek T CD4+. Jednakże dalsze badania z wykorzystaniem PCF jako składników nutraceutycznych są nadal potrzebne i powinny zostać zatwierdzone *in vivo.*

3.8. 3.8.1.Stosowanie PCF jako składników poprawiających zdrowie

Stosowanie paraprobiotyków w profilaktyce i leczeniu dramatycznej listy chorób ostrych i przewlekłych, niedoborów odpornościowych, a także chorób zakaźnych, takich jak wirusowe (grypa, zapalenie wątroby typu C), bakteryjne (zapalenie oskrzeli), astma, etiologia grzybów, przewlekłe zmęczenie, fibromialgia i etiologia raka jelita grubego, występuje ostatnio w gastroenterologii w coraz większym stopniu, co nie ulega wątpliwości. Do tej pory, fragmenty komórkowe, które sprawiają, że paraprobiotyka i rzeczywiście, PCFs szczególnie nadaje się do różnych zastosowań przemysłowych zostały niedawno ewoluowały, podczas gdy inne są nadal dokładnie badane. Obejmują one ich status GRAS, właściwości fermentacji mlecznej (jako suplementów kultury startowej i/lub stabilizatorów), właściwości immunomodulujące, zdolność do wywoływania śluzowych i układowych odpowiedzi immunologicznych przeciwko związanym z nimi antygenom, koagregację z patogenami, konkurencyjne wykluczenie, obniżenie pH luminalnego, dostarczanie specyficznych związków (takich jak bakteriocyny lub HDP), adhezję do śluzu i/lub komórek nabłonka jelita o charakterze konkurencyjnym wobec bakterii enteropatogennych i wiele innych.

PCF mogą być wprowadzane do obrotu w wielu różnych formatach. W przyszłości atrakcyjne byłoby postrzeganie paraprobiotyków w postaci PCF i pakowanych jako 1) suplementy żywieniowe, które mogą być włączone do żywności płynnej, żywności w proszku, żeli, kremów, gum, pigułek i sprayów; 2) specyficzne leki, które mają na celu łagodzenie lub zmniejszanie, leczenie lub zapobieganie infekcjom i chorobom; 3) dodatki do żywności przeznaczone do napojów, żywności gotowej do spożycia i żywności funkcjonalnej; 4) lizaty do bezpośredniego karmienia przeznaczone do karmienia zwierząt, które produkują żywność i/lub wymagającą wsparcia ze względów zdrowotnych (w tym zwierząt domowych); 5) stabilizatory kultury starterowej dla wielu żywicieli; 6) kosmetyki przeznaczone do opóźniania istotnych skutków starzenia się i tak dalej. Oczekuje się jednak, że niewielkie ilości PCF mogą być dodawane do żywności i oznakowane jako takie, ponieważ te naturalne składniki nutraceutyczne mają udokumentowane osiągnięcia w zakresie poprawy zdrowia.

Stabilność półki jednego unikalnego produktu z PCFs znanego jako "Del-Immune V®" została zmierzona i stwierdzono, że trwała od 3-5 lat [18]. W żywności (na przykład w chlebie, lodach lub serze) lub napojach, jeśli PCF mają być włączone, oczekuje się, że będą one trwać znacznie dłużej w porównaniu z ich odpowiednikami - trwałymi probiotykami, które wymagają chłodzenia, a jednocześnie muszą być spożywane w ilości wystarczającej do wykorzystania najbardziej potwierdzonych korzyści zdrowotnych. W tym miejscu należy podkreślić, że forma, w jakiej RSW mogą być formułowane i zużywane, stanowi korzyść ekonomiczną dla gospodarza.

W przypadku PCF, przygotowanie produktu, przechowywanie, czas tranzytu i data ważności są drugorzędnymi czynnikami wpływającymi na to, ile żywych komórek probiotycznych brakuje podczas przyjmowania lub stosowania. Na przykład, niewłaściwe obchodzenie się z produktem i jego przechowywanie może zabić żywe bakterie w jogurtach i trudno jest prześledzić lub poznać sposób obchodzenia się z produktem przed jego zakupem lub użyciem. W przypadku jogurtu PCF, tego rodzaju obawy nie są ważne dla nikogo, aby stosować taki produkt. Ta sama zasada odnosi się do wielu innych możliwych form użytkowych PCF, w zależności od wybranych szczepów i zamiarów. Kolejną kontrowersyjną sytuacją, która ma wpływ na jakość sensoryczną jogurtu, jest wysokie zakwaszenie po fermentacji, które charakteryzuje się doskonałym smakiem, gładką konsystencją i odpowiednią lepkością. W przypadku jogurtu PCF zakwaszenie po fermentacji nie jest poważnym problemem, a rzeczywiste właściwości sensoryczne jogurtu są zachowywane w miarę upływu czasu.

3.9. Uwagi końcowe

Zachęcające jest wykazanie zapotrzebowania na PCF jako "nowe składniki nutraceutyczne" w profilaktyce paraprobiotycznej i leczeniu przypadków. Rodzaje leczenia paraprobiotycznego zależą od wybranego szczepu bakterii, reakcji gospodarza i zamierzonego celu. Na przykład, preferowane PCF dla pacjentów z powszechnymi chorobami alergicznymi (alergia pokarmowa, zapalenie oskrzeli, katar sienny i astma) różnią się w jakiś sposób od pacjentów z rakiem odbytu, zapaleniem żołądka i jelit lub IBD. W chorobach alergicznych, jednym z najwyższych celów PCF (wyciągi z *L. Ramosa* V) jest DC ze względu na ich zdolność do polaryzacji odpowiedzi komórek T. Choroby alergiczne często wynikają z zawyżonych odpowiedzi immunologicznych typu Th2.

W celu zapobiegania chorobom alergicznym jako takim, PCF pozytywnie modulują polaryzację komórek T do wzrostu odpowiedzi regulatorowych T komórek Th1 i CD4+CD25+, głównie poprzez modulację funkcji DC. Inne wnioski zakładają, że PCFs przyspieszają normalizację odporności humoralnej, zwiększają odporność na infekcje bakteryjne i wirusowe, zwiększają aktywność komórek NK i fagocytozę, zwiększają produkcję IL-1, IL-2 i TNFs, istotnie zwiększają produkcję limfocytów T lub limfocytów T, normalizują zawartość IgA i IgGs, zapobiegają efektom ubocznym po zastosowaniu antybiotyków i cyklofosfamidu, indukują mielosupresję i istotnie zmniejszają toksyczne efekty uboczne. Połączone efekty PCF wydają się być specyficzne w swoich specyficznych działaniach, dzięki czemu zakończenie fizykochemicznej i radioterapii jest możliwe bez zakłóceń. Ponadto, PCF oferują wiele korzyści w zakresie stosowania jako aktywnych składników korygujących stan zdrowia w żywności funkcjonalnej, napojach, hodowlach starterowych, suplementach diety, konkretnych lekach, paszach dla zwierząt lub produktach zdrowotnych, kosmetykach, leczeniu przewlekłych ran i wielu innych, w tym perspektywy opracowania leków przeciwmalarycznych.

Podziękowania

Prace te zostały wsparte finansowo przez China Postdctoral Science Foundation (Grant No. 2013M541397).

Referencje

[1] FAO/WHO (2002) Guidelines for the Evaluation of Probiotics in Food. http://www.who.int/entity/foodsafety/publications/fs_management/probiotics2/en

[2] Taverniti, V. i Guglielmetti, S. (2011) The Immunomodulatory Properties of Probiotic Microorganisms beyond their Viability (Ghost Probiotics: Proposal of Paraprobiotic Concept). *Genes and Nutrition*, **6**, 261-274. http://dx.doi.org/10.1007/s12263-011-0218-x

[3] Saito, T. i Kitazawa, H. (2005) Recent Tendency of Immunogenics Research on Lactic Acid Bacteria. *Bulletin of Japan Dairy Technical Association*, **55**, 34-44 (*w języku japońskim*).

[4] Kitazawa, H., Tohno, M. Shimosato, T. i Saito, T. (2008) Development of Molecular Immunoassay System for Probiotics via Toll-Like Receptors Based on Food Immunology. *Animal Science Journal*, **79**, 11-21. http://dx.doi.org/10.1111/j.1740-0929.2007.00491.x-i1

[5] Kitazawa, H., Villena, J. i Alvarez, S. (2013) Probiotyki: Immunobiotyki i immunogeny. CRC Press, Boca Raton.

[6] Lebeer, S., Vanderleyden, J. i De Keersmaecker, C.J. (2010) Host Interactions of Probiotic Bacterial Surface Molecules: Porównanie z Commensals and Pathogens. *Reviews Nature Microbiology*, **8**, 171-184. http://dx.doi.org/10.1038/nrmicro2297

[7] Kleerebezem, M., Hols, P., Bernard, E., Rolain, T., Zhou, M., Siezen, R.J. and Bron, P.A. (2010) The Extracellular Biology of the

Lactobacilli. *FEMS Microbiology Reviews*, **34**, 199-230. http://dx.doi.org/10.1111/j.1574-6976.2009.00208.x

[8] Kaji, R., Kiyoshima-Shibata, J., Nagaoka, M., Nanno, M. i Shida, K. (2010) Bakteryjne Kwasy Teichoiczne Odwrócona dominująca produkcja IL-12 Indukowana przez niektóre szczepy bakterii Lactobacillus do dominującej produkcji IL-10 poprzez TLR2-zależną aktywację ERK w makrofagach. *The Journal of Immunology*, **184**, 3505-3513. http://dx.doi.org/10.4049/jimmunol.0901569.

[9] Clancy, R. (2003) Immunobiotics and the Probiotic Evolution. *FEMS Immunology and Medical Microbiology*, **38**, 9-12. http://dx.doi.org/10.1016/S0928-8244(03)00147-0

[10] Underhill, D.M. and Ozinsky, A. (2002) Toll-Like Receptors: Kluczowi Mediatorzy Wykrywania Mikrobów. *Current Opinion in Immunology*, **14**, 103-110.http://dx.doi.org/10.1016/S0952-7915(01)00304-1

[11] Lebeer, S., Vanderleyden, J. i De Keersmaecker, S.C. (2008) Genes and Molecules of Lactobacilli Supporting Pro-biotic Action. *Microbiology and Molecular Biology Reviews*, **72**, 728-764. http://dx.doi.org/10.1128/MMBR.00017-08

[12] Hornung, V., Ablasser, A., Charrel-Dennis, M. , *et al.* (2009) AIM2 Rozpoznaje Cytosolic dsDNA i tworzy kaspazo-1-aktywujący zapalnik z ASC. *Nature*, **458**, 514-518. http://dx.doi.org/10.1038/nature07725

[13] Ouwehand, A.C. (2007) Antiallergic Effects of Probiotics. *The Journal of Nutrition*, **137**, 794S-797S.

[14] Hemmi, H., Takeuchi, O., Kawai, T. , *et al.* (2000) A Toll-Like Receptor Recognizes Bacterial DNA. *Natura*, **408**, 740- 745. http://dx.doi.org/10.1038/35047123

[15] Kawai, T. i Akira, S. (2011) Toll-Like Receptors and Their Crosstalk with Other Innate Receptors in Infection and Immunity. *Immunitet*, **34**, 637-650. http://dx.doi.org/10.1016/j.immuni.2011.05.006

[16] Beutler, B.A. (2009) TLR i Innate Immunity. *Blood*, **113**, 1399-1407. http://dx.doi.org/10.1182/blood-2008-07-019307

[17] Rhee, S.H. (2011) Basic and Translational Understandings of Microbial Recognition by Toll-Like Receptors in the Intestine. *Journal of Neurogastroenterology and Motility*, **17**, 28-34. http://dx.doi.org/10.5056/jnm.2011.17.1.28.

[18] Del-Immune, V. (2014) Del-Immune V®. http://www.delimmune.com/research

[19] Tohno, M. i Kitazawa, H. (2013) Molecular Immunoassay Systems for Probiotics via Pattern Recognition Receptors. W: Kitazawa, H., Villena, J. i Alvarez, S., Eds., *Probiotyki: Immunobiotyki i immunogeny*, CRC Press, Boca Raton, 54-88. http://dx.doi.org/10.1201/b15532-5

[20] Humen, M.A., Benyacoub, J., Minnaard, J. , *et al.* (2013) Immunobiotics and Immunitetity against Parasites. In: Kitazawa, H., Villena, J. i Alvarez, S., Eds., *Probiotyki: Immunobiotics and Immunogenics*, CRC Press, Boca Raton, 194-214. http://dx.doi.org/10.1201/b15532-9

[21] Stadelmann, B., Merino, M.C., Persson, L. and Svärd, S.G. (2012) Arginine Consumption by the Intestinal Parasite Giardia Intestinalis reduces Proliferation of Intestinal Epithelial Cells. *PloS One*, **7**, e45325. http://dx.doi.org/10.1371/journal.pone.0045325

[22] Cerutti, A. and Rescigno, M. (2008) The Biology of Intestinal Immunoglobulin A Responses. Immunoglobulin A Responses. *Immunitet*, **28**, 740-750. http://dx.doi.org/10.1016/j.immuni.2008.05.001

[23] Makino, S., Ikegami, S., Nagai, T. i Yamada, H. (2013) Immunogenics: Polisacharydy pozakomórkowe. Zmniejszają ryzyko zakażenia. W: Kitazawa, H., Villena, J. i Alvarez, S., Eds., *Probiotyki: Immunobiotics and Immunogenics*, CRC Press, Boca Raton, 376-397. http://dx.doi.org/10.1201/b15532-16

[24] Yoda, K., Miyazawa, K., Harata, G. and He, F. (2013) Immunobiotics and Antiviral Immunitet. W: Kitazawa, H., Villena, J. i Alvarez, S., Eds., *Probiotyki*: Immunobiotics *and Immunogenics*, CRC Press, Boca Raton, 169-193. http://dx.doi.org/10.1201/b15532-8

[25] Christensen, H.R. i Frøkiær, H. (2007) Immunomodulujące działanie bakterii kwasu mlekowego. W: Shetty, K., Paliyath, G., Pometto, A.L. and Levin, R.E., Eds., *Functional Foods and Biotechnology*, CRC Press, New York, 435-471.

[26] Matsumoto, M., Tani, H., Ono, H., Ohishi, H. i Benno, Y. (2002) Adhesive Property of *Bifidobacterium Lactis* LKM512 and Predominant Bacteria of Intestinal Microflora to Human Intestinal Mucin. *Current Microbiology*, **44**, 212-215. http://dx.doi.org/10.1007/s00284-001-0087-4

[27] Chen, X.Y., Xu, J.J., Shuai, J.B., Chen, J.S., Zhang, Z.F. and Fang, W.H. (2007) The S-Layer Proteins of *Lactobacillus Crispatus* Strain ZJ001 Is Responsible for Competitive Exclusion against *Escherichia coli* O157:H7 and *Salmonella* Typhimurium. *International Journal of Food Microbiology*, **115**, 307-312. http://dx.doi.org/10.1016/j.ijfoodmicro.2006.11.007

[28] Xue, C., Zhang, L., Li, H. , *et al*. (2013) Funkcjonalność białek S-Layer z Lactobacillus w Zakażeniu Enteropatogenami. *European Food Research and Technology*, **236**, 249-255. http://dx.doi.org/10.1007/s00217-012-1871-z

[29] Lee, Y.K., Puong, K.Y., Ouwehand, A.C. i Salminen, S. (2003) Displacement of Bacterial Pathogens from Mucus and Caco-2 Cell Surface by Lactobacilli. *Journal of Medical Microbiology*, **52**, 925-930. http://dx.doi.org/10.1099/jmm.0.05009-0.

[30] Klein, G., Schanstra, J.P., Hoffmann, J., Mischak, H., Siwy, J. i Zimmermann, K. (2013) Proteomics as a Quality Control Tool of Pharmaceutical Probiotic Bacterial Lysate Products. *PloS One*, **8**, e66682. http://dx.doi.org/10.1371/journal.pone.0066682

[31] Bowdish, D.M., Davidson, D.J., Scott, M.G. and Hancock, R.E. (2005) Immunomodulatorory activities of Small Host Defense Peptides. *Antimicrobial Agents and Chemotherapy*, **49**, 1727-1732. http://dx.doi.org/10.1128/AAC.49.5.1727-1732.2005

[32] Afacan, N.J., Janot, L.M. and Hancock, R.E.W. (2013) Host Defense Peptides: Immune Modulation and Antimicrobial Activity *in Vivo*. In: Hiemstra, P.S. and Zaat, S.A.J., Eds., *Antimicrobial Peptides and Innate Immunity*, Springer, Basel, 321-358.

[33] Valdez, J.C., Ramos, A.N., Fernández, D. , *et al.* (2013) Probiotyki i ich potencjalne zastosowanie w leczeniu ran. W: Kitazawa, H., Villena, J. i Alvarez, S., Eds., *Probiotyki: Immunobiotics and Immunogenics*, CRC Press, Boca Raton, 298-335. http://dx.doi.org/10.1201/b15532-13

[34] Liu, W., Zhang, L., Yi, H. , *et al.* (2014) Qualityitative Detection of Class IIa Bacteriocinogenic Lactic Acid Bacteria from Traditional Chinese Fermented Food Using a YGNGV-Motif-Based Assay. *Journal of Microbiological Methods*, **100**, 121-127. http://dx.doi.org/10.1016/j.mimet.2014.03.006

[35] Shimosato, T. i Kitazawa, H. (2013) Immunogenics: Immunostymulacyjne oligodeoksyynukleotydy z probiotyków. W: Kitazawa, H., Villena, J. i Alvarez, S., Eds., *Probiotyki: Immunobiotics*

and Immunogenics, CRC Press, Boca Raton, 336-350. http://dx.doi.org/10.1201/b15532-14

[36] Ramaprakash, H., Shibata, T., Duffy, K.E. , *et al.* (2011) Targeting ST2L Potentiates CpG-Mediated Therapeutic Effects in a Chronic Fungal Asthma Model. *The American Journal of Pathology*, **179**, 104-115. http://dx.doi.org/10.1016/j.ajpath.2011.03.032.

[37] Jolly, L., Vincent, S.J.F., Duboc, P. and Neeser, J.R. (2002) Exploiting Exopolysaccharides from Lactic Acid Bacteria. *Antonie van Leeuwenhoek*, **82**, 367-374. http://dx.doi.org/10.1023/A:1020668523541

[38] Nakajima, H., Suzuki, Y. i Hirota, T. (1992) Cholesterol Lowering Activity of Ropy Fermented Milk. *Journal of Food Science*, **57**, 1327-1329. http://dx.doi.org/10.1111/j.1365-2621.1992.tb06848.x

[39] Galdeano, C.M., Dogi, A.C. i Perdigón, G. (2013) Difference in the Signals Induced by Commensal or Probiotic Bacteria to the Gut Epithelial and Immune Cells. In: Kitazawa, H., Villena, J. i Alvarez, S., Eds., *Probiotyki*: *Immunobiotics and Immunogenics*, CRC Press, Boca Raton, 36-53. http://dx.doi.org/10.1201/b15532-4

[40] Wang, S., Zhang, L., Fan, R. , *et al.* (2014) Induction of HT-29 Cells Apoptosis by Lactobacilli Isolated from Fermented Products. *Research in Microbiology*, **165**, 202-214. http://dx.doi.org/10.1016/j.resmic.2014.02.004

[41] Tokunaga, T., Yamamoto, H., Shimada, S. , *et al.* (1984) Antitumor Activity of Deoxyribonucleic Acid Fraction from *Mycobacterium Bovis* BCG. I. Isolation, Physicochemical Characterization, and Antitumor Activity. *Journal of the National Cancer Institute*, **72**, 955-962.

[42] Klinman, D.M. (2004) Immunoterapeutyczne zastosowania oligodeoksyynukleotydów CpG. *Nature Reviews Immunology*, **4**, 249- 259. http://dx.doi.org/10.1038/nri1329

[43] Yanai, H., Chiba, S., Ban, T. , *et al.* (2011) Suppression of Immune Responses by Nonimmunogenic Oligodeoxynucleotides with High Affinity for High-Mobility Group Box Proteins (HMGBs). *Proceedings of the National Academy of Sciences*, **108**, 11542-11547. http://dx.doi.org/10.1073/pnas.1108535108

[44] Nicholls, D.G. and Ward, M.W. (2000) Mitochondrial Membrane Potential and Neuronal Glutamate Excitotoxicity: Śmiertelność i Miliwolty. *Trendy w neurobiologii*, **23**, 166-174. http://dx.doi.org/10.1016/S0166-2236(99)01534-9

Rozdział 4. Obronne działanie białek warstwy S z probiotyków przeciwko infekcji patogennej i apoptozie hamującej rozwój *Salmonelli*

Streszczenie

Białka warstwy powierzchniowej znajdują się w parakrystalicznej warstwie na zewnątrz ściany komórkowej bakterii i są uważane za odgrywające rolę w przyleganiu komórek nabłonkowych. Jednak funkcje białek warstwy S nie zostały jeszcze w pełni poznane. Zaproponowano jednak, że struktury warstwy S chronią mikroorganizmy jelitowe przed wrogimi czynnikami środowiskowymi. W tym badaniu wykazano, że *Lactobacillus paracasei* M7 hamuje przyleganie *Salmonelli* do komórek nabłonkowych, który to proces może być związany z określonym składnikiem powierzchni bakterii. Komórki nabłonka ludzkiego HT-29 zostały po wstrzyknięciu *Salmonelli poddane działaniu białek S-warstwowych* i wstępnie poddane działaniu białek S-warstwowych w celu określenia ich znaczenia w hamowaniu adhezji patogenu. Zgodnie z analizą cyklu komórkowego za pomocą cytometrii przepływowej, komórki HT-29 poddane działaniu *Salmonelli* w fazie S stanowiły 26,88% w porównaniu z 36,70% zdrowych komórek HT-29. Jednak dodatek białek warstwy S sprawił, że liczba komórek HT-29 w fazie S wzrosła do 30,13%.

Dodatkowo odkryliśmy, że białka *Lactobacillus* S-layer mogą chronić apoptozę *wywołaną przez Salmonellę* poprzez zmniejszenie aktywności kaspazo-3. Mechanizm ten może stanowić nowe podejście do antagonizowania zakażenia *Salmonellą.* Ten szczep probiotyczny może być używany w produktach spożywczych promujących zdrowie, które mogą zapobiec biegunce spowodowanej przez *Salmonellę*.

Słowa kluczowe:

Lactobacillus paracasei, *Salmonella*, S-layer protein, adhezja, aktywność kaspazo-3.

4.1. Wprowadzenie

Białka warstwy S są krystalicznymi tablicami podjednostek białkowych położonych w najbardziej zewnętrznej części ściany komórkowej. Ze względu na dużą liczbę podjednostek białka warstwy S wymaganych do pokrycia całej powierzchni komórki, białka warstwy S stanowią około 10% wszystkich białek komórkowych (Margit *i in.*, 2000; Silja *i in.*, 2005; Sanchez *i in.*, 2009). Geny kodujące białka warstwy S są zróżnicowane, ale ich skład aminokwasowy jest podobny. Uznano, że białka warstwy S mają właściwości ochronne, determinujące kształt komórek, miejsca przylegania egzoenzymów, jak również struktury zaangażowane w przyleganie komórek i rozpoznawanie powierzchni (Smit *i in.*, 2002; Sabet *i in.*, 2003; Schäffer *i in.*, 2004).

Salmonella jest jednym z najszerzej badanych i najbardziej charakterystycznych patogenów bakteryjnych. Ponadto jest główną przyczyną bakteryjnego zapalenia żołądka i jelit. Mikroorganizm ten jest przyczyną różnych zespołów chorobowych, takich jak gorączka jelitowa, bakteriemia, infekcje ogniskowe i enterokolitis (Zhang *i in.*, 2006; Haraga *i in.*, 2006). Przyczepność patogenów jelitowych, w tym *Salmonelli*, do komórek nabłonka jelita ludzkiego jest krytycznym krokiem w patogenezie. Przyczepność bakterii chorobotwórczych do powierzchni śluzówki jest uważana za pierwszy krok infekcji jelitowych. Zahamowanie adhezji może zapobiec kolonizacji jelita przez patogeny i tym samym zapobiec infekcji. Rywalizacja z patogenami o adhezję i kolonizację powierzchni śluzówki to możliwe mechanizmy ochronne probiotyków (Miguel *i in.*, 2006; Christian *i in.*, 2006; Collado *i in.*, 2007).

Wiele funkcji S-layerów jest hipotetycznych i pozostaje do wyjaśnienia. Interesujące jest zrozumienie wpływu, jeśli w ogóle, obecności białek warstwy S na powierzchni *Lactobacillus* na przyleganie i kolonizację powierzchni śluzówki. Białka warstwy S mogą odgrywać rolę w aktywności probiotycznej zapewnianej przez *Lactobacillus*. Stwierdzono, że białko S-layer z *Lactobacillus* było zaangażowane w jego adhezję i było w stanie hamować adhezję patogenów do składników błony podstawnej (Sillanpää i in., 2000; Horie i in., 2002; Frece i in., 2005). Golowczyc (2007) poinformował, że *Salmonella* poddana wstępnemu działaniu białek S-layer ze szczepów *L. kefiru* wykazała znaczny spadek asocjacji i inwazji do komórek Caco-2. Xueyan (2007) wyizolował białka warstwy S ze szczepu *L. crispatus* ZJ001, które wynosiły około 42 kDa. Stwierdzono również, że usunięcie białek warstwy S zmniejszało adhezję do komórek HeLa.

Hipotezowaliśmy, że białka warstwy S mają wpływ na adhezję patogenu do jelita ludzkiego i zapobiegają apoptozie wywołanej przez *Salmonellę*. Celem pracy była ocena zdolności szczepów *Lactobacillus* do hamowania, współzawodnictwa i przemieszczania się *Salmonelli* do przylegania nabłonka jelita. Ponadto badano rolę S-warstwowego hamowania apoptozy *wywołanej przez Salmonellę.*

4.2. Materiały i metody

4.2.1. Szczepy bakteryjne i warunki wzrostu

Szczepy *Salmonella typhimurium* ATCC14028 hodowano w bulionie sojowym Trypticase Soy Broth (TSB) w temperaturze 37°C przez 24 h. W badaniach wykorzystano *Lactobacillus paracasei* M7 wyizolowane z mleka fermentacyjnego w naszym laboratorium. Szczepy probiotyczne hodowano rutynowo w warunkach beztlenowych na podłożu De Man-Rogosa-Sharpe (MRS) uzupełnionym 0,05% (w/v) chlorowodorkiem cysteiny (MRSC), który sterylizowano w temperaturze 121°C przez 20 min.

4.2.2. HT-29 Kultura komórkowa

Ludzka linia komórkowa HT-29 została otrzymana z Harbin Medical University w Chinach i utrzymywana w podłożu RPMI 1640 z 90% RPMI 1640 (Sigma, St. Louis, MO, USA), penicyliną (50 U mL-1), streptomycyną (50 µg mL-1) i 10% surowicą płodową bydlęcą (Sigma, St. Louis, MO, USA) w temperaturze 37°C w atmosferze 5% powietrza $_{CO2}$. Komórkę HT-29 inkubowano przez 12 h w temperaturze 37°C w atmosferze 5% $_{CO2}$ powietrza atmosferycznego, a następnie wysiewano ją w stężeniu 5 × ^{105} komórek/basenik.

4.2.3. *Lactobacillus Paracasei* M7 Inhibicja *Salmonelli* do komórek HT-29 w nieobecności białek warstwy S

Lactobacillus paracasei M7 uprawiano w temperaturze 37°C przez 24 h, a komórki były zbierane przez wirowanie w temperaturze 14 000 × g przez 20 min, a następnie inkubowano je w 5 mol l-1 LiCl przez 30 min. Do testu adhezyjnego przygotowano monowarstwy komórki HT-29 na 6-

dołkowych płytkach do hodowli tkanek. Komórkę HT-29 inkubowano przez 12 h w temperaturze 37°C w 5% powietrza atmosferycznego CO_2, a następnie wysiewano ją w stężeniu 5 × 105 komórek/basenik. Po dwukrotnym przepłukaniu jednowarstwowych płytek sterylnym buforowanym fosforowym solą fizjologiczną (PBS) buforem, do każdego dołka wstrzyknięto mieszaninę 200 µL supernatantu *Lactobacillus* (1 × 108 CFU mL-1) i 200 µL supernatantu *Salmonella i hodowano* przez 2 h w temp. 37°C. *Salmonella* inkubowana bez supernatantu *Lactobacillus była wstrzykiwana* do 6-dołkowych płytek do hodowli tkanek jako kontrola. Po inkubacji, monowarstwy były dwukrotnie płukane sterylnym PBS, a następnie komórki były lizowane 0,5% Tritonem X-100 w PBS. Następnie seryjne rozcieńczenia mieszanin nakładano na agar TSB i inkubowano przez 72 h w temp. 37°C. Liczbę bakterii oznaczono, licząc CFU mL-1 (Kathene *i in.*, 2007).

4.2.4. Ekstrakcja probiotyków S-Layer Proteiny

Wybrane *Lactobacillus paracasei* M7 uprawiano tlenowo w bulionie MRSC w temperaturze 37°C przez 24 h. Komórki były następnie zbierane przez odwirowanie w temperaturze 14 000 × g przez 20 min z 500 mL zawiesin. Komórki dwukrotnie płukano równą objętością lodowato zimnej wody, a białka ekstrahowano 5,0 mL 5 mol L-1 LiCl przez 2 h na wytrząsarce (200 obr./min.) i dializowano z wodą dejonizowaną w temperaturze 4°C. Białka S-warstwowe z *Lactobacillus paracasei* M7 zostały wyekstrahowane i ekstensywnie oczyszczone przez dializę metodą opisaną przez Frece *et al.* (2005). Dwadzieścia mikrolitrów supernatantów poddano analizie poprzez denaturację SDS-PAGE na 12% minigelach poliakryloamidu w buforze MES (200 V, 110 mA przez 45 min). Po elektroforezie żel wybarwiono 0,25% błękitem Coomassie R 250 na 2 h i pozostawiono na noc, a następnie określono wielkość pasma białek warstwy S (Miia *i in.*, 2007).

4.2.5. Próby inhibicji inwazji komórek *Salmonella* HT-29

4.2.5.1. Badanie konkurencji.

Po dwukrotnym wypłukaniu monowarstwowym sterylnym buforem PBS, do każdego dołka wstrzyknięto mieszaninę 200 µL białek warstwy S (50 mg mL-1), 200 µL zawiesiny *Salmonella* i 1 mL pożywki RPMI 1640 i hodowano przez 2 h w temperaturze 37°C. Zawiesina *Salmonelli nie była* inkubowana z białkami warstwy S jako kontrola. Po inkubacji, monowarstwy płukano dwukrotnie sterylnym PBS, a następnie komórki lizano 0,5% Tritonem X-100 w PBS. Następnie seryjne rozcieńczenia mieszanin nakładano na agar TSB i inkubowano przez 72 h w temp. 37°C. Liczbę bakterii oznaczono, licząc CFU mL-1.

4.2.5.2 Test wykluczający.

Białka S-layer były wstrzykiwane do linii komórkowej HT-29 i inkubowane przez 60 min w temperaturze 37°C w 5% powietrza atmosferycznego CO_2. Po inkubacji monowarstwy były trzykrotnie płukane PBS. Następnie do komórek HT-29 dodawano zawiesinę *Salmonella i inkubowano przez 60 min w* standardowych warunkach. Pod koniec okresu inkubacji, słabo przylegające komórki usuwano trzykrotnie za pomocą płukania PBS. Liczbę bakterii wyrażano jako log CFU mL-1.

4.2.5.3 Badanie przemieszczenia.

Zawiesinę pałeczek *Salmonella* wstrzyknięto do linii komórkowej HT-29 i inkubowano przez 60 min w temperaturze 37°C w 5% powietrza atmosferycznego CO_2. Po inkubacji, monowarstwy zostały trzykrotnie przepłukane PBS w celu usunięcia niezrzeszonych bakterii. Następnie do komórek HT-29 dodawano białka S-layer i inkubowano przez 60 min w standardowych warunkach. Pod koniec okresu inkubacji słabo przylegające komórki usuwano trzykrotnie za pomocą płukania PBS. Liczbę bakterii wyrażono jako log CFU mL-1 (Frece *i in.*, 2005; Pengcheng *i in.*, 2011; Tessa *i in.*, 2012).

4.2.6. 4.2.6. Analiza cyklu komór za pomocą cytometrii przepływowej

Do testu adhezyjnego przygotowano monowarstwy komórek HT-29 w 24-dołkowych płytkach do hodowli tkanek. Komórkę HT-29 inkubowano przez 12 h w temperaturze 37 °C w 5% $_{CO2\text{-}95\%}$ powietrzu atmosferycznym, a następnie wysiewano ją w stężeniu 5 × ^{105} komórek/basenik. Po dwukrotnym przepłukaniu jednowarstwowych płytek sterylnym buforem PBS, do każdego dołka wstrzyknięto mieszaninę 200 µL zawiesiny *Salmonella* i 200 µL podłoża z białkami S-layer RPMI 1640 i hodowano przez 24 h w temp. 37°C. Po inkubacji monowarstwy płukano dwukrotnie sterylnym buforem PBS. Cytometria przepływowa wykryła cykl komórkowy zgodnie z instrukcją producenta (Dominique *i in.*, 1997; Pozarowski *i in.*, 2004; Zbigniew *i in.*, 2011).

4.2.7. 4.2.7. Analiza aktywności Caspase-3

Aktywność kaspasy-3 określono za pomocą zestawu do oznaczania aktywności kaspasy-3 (Beyotime Institute of Biotechnology), na podstawie zdolności kaspasy-3 do zamiany Acetyl-Asp- Glu-Val-Asp p-nitroanilidu (Ac-DEVD-pNA) na żółty produkt formazanowy pNA. Lizaty komórkowe odwirowywano w temp. 12.000 × g przez 10 min, a stężenie białka oznaczano za pomocą testu białkowego Bradforda. Ekstrakty komórkowe inkubowano w 96-dołkowej płytce mikromiareczkowej z 20 ng Ac-DEVD-pNA przez noc w temp. 37°C. Wartości absorbancji pNA mierzono przy 405 nm (OD405) przy użyciu 96-dołkowego czytnika płytek (BioTek, Santa Barbara, CA, USA). Wzrost OD405 wskazywał na aktywację kaspasy-3 (Rajan *i in.*, 2001).

4.3. Analiza statystyczna

Analiza danych została przeprowadzona przy użyciu oprogramowania SPSS (ver.16.0; SPSS, Chicago, IL). Do analiz czasowych wykorzystano powtarzalną analizę wariancji (ANOVA). Do określenia istotnych różnic pomiędzy środkami na poziomie istotności α = 0,05 wykorzystano jednokierunkową ANOVA. Test Tukey'a wykorzystano również do wielokrotnego porównywania średnich. Wszystkie dane przedstawione są jako średnia ± błąd standardowy środków (SEM). Wszystkie analizy zostały wykonane w trzech powtórzeniach (n = 3).

4.4. Wyniki i dyskusja

Warstwy S są powszechnymi strukturami powierzchniowymi komórek w wielu gatunkach *Lactobacillus*, a podstawowe struktury różnych białek *Lactobacillus* S-layer są obecnie znane. Ponieważ S-warstwa organizmów nośnych są wszechobecne w biosferze i ponieważ S-warstwa reprezentują jeden z najbardziej obfitych białek komórkowych, jest obecnie oczywiste, że te metabolicznie kosztowne produkty muszą zapewnić organizmom przewagę selekcji w bardzo różnych siedliskach (Hein *i in.*, 1995; Isabelle *i in.*, 1995). Celem tego badania było zbadanie białek S-layers *L. paracasei* M7, które mogą być stosowane jako potencjalne probiotyki przeciwko zakażeniom patogenami. Badania te mają na celu wyjaśnienie, czy istnieje związek pomiędzy zakażeniem *Salmonellą* a białkami S-layers.

4.4.1. Funkcja *Lactobacillus Paracasei* M7 w badaniu konkurencyjnym Brak białka S-Layer

W celu oceny funkcjonalnej roli białek warstwy S badano wpływ usuwania warstwy S z powierzchni komórek *Lactobacillus konkurujących* z enteropatogenami *Salmonella*. Przyleganie *Salmonelli* zostało zmniejszone o 94%, gdy *L. paracasei* M7 konkurował z *Salmonellą*. Podczas usuwania białek warstwy S adhezja *Salmonelli została zredukowana* o 42%. Usunięcie białek warstwy S ze szczepów *Lactobacillus* znacznie ograniczyło funkcję hamującą *L. paracasei M7 w* porównaniu z komórkami nie poddanymi leczeniu, ($P < 0,05$) (ryc. **18)**.

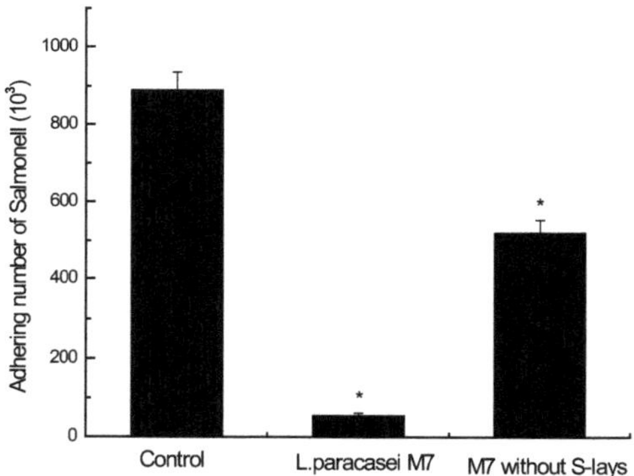

Rysunek 18. Wpływ *L. paracasei* M7 na nieobecność białek S-warstwowych w teście hamowania. Każda kolumna reprezentuje średnią liczbę przylegających do siebie *Salmonelli* wykonaną w trzech powtórzeniach ± SD. Wartości znacząco różnią się od wartości kontrolnych ($P < 0,05$).

Zgłosiliśmy, że po usunięciu lub uszkodzeniu S-warstwowego białka *Lactobacillus zmniejsza się* adhezja *Lactobacillus* do komórek nabłonka gospodarza (Xue *i in.*, 2013). Dlatego też białko S-warstwowe może odgrywać kluczową rolę w aktywności przeciwdrobnoustrojowej podczas wykluczenia konkurencyjnego (Graciela i in., 2004). Z **wykresu 18 wynika**, że liczba adhezyjna *Salmonelli* została zmniejszona o około 73% w porównaniu z nieleczonym białkiem S-warstwowym. Białka warstwy S mogą wchodzić w interakcje z określonymi miejscami na powierzchni *Salmonelli* uczestniczącymi w pierwszym etapie zakażenia lub mogą modyfikować lub maskować struktury *Salmonelli* niezbędne do inwazji hodowanych enterocytów ludzkich.

4.4.2. Funkcja białek S-Layer w teście zahamowania wzrostu

Białka *Lactobacillus* S-layer zostały wyekstrahowane w celu odkrycia ich aktywności w teście hamowania. SDS-PAGE białek powierzchni komórki *L. paracasei* M7 ujawnił obecność białek S-layer o przybliżonej masie cząsteczkowej 60 kDa (rys. **19**), które można łatwo usunąć za pomocą 5 mol l-1 LiCl. Aby lepiej zrozumieć funkcję białek powierzchniowych, oceniono białka S-layer *Lactobacillus* w hamowaniu adhezji *Salmonelli* do komórek nabłonka jelita. Wykazano, że adhezja *Salmonelli* do komórek HT-29 jest redukowana przez białka S-warstwowe. Przyczepność *Salmonelli zredukowano* odpowiednio do 27%, 45% i 54% w obecności warstwy S z *Lactobacillus paracasei* M7 ($P < 0,05$) (ryc. **20)**. Białka warstwy S odegrały bardziej znaczącą rolę w redukcji liczby przylegaj±cych *Salmonelli* w badaniu konkurencyjnym.

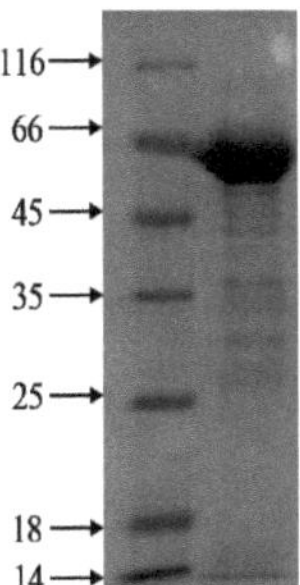

Rysunek 19. SDS-PAGE of cell surface protein from *Lactobacillus paracasei* M7.

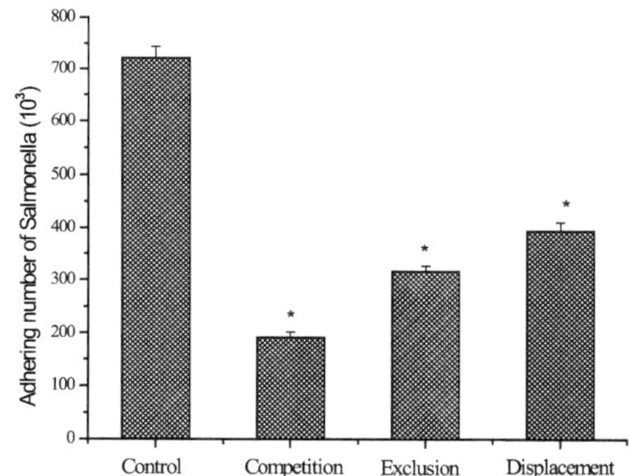

Rysunek 20. Wpływ białek warstwy S w teście hamowania. Każda kolumna reprezentuje średnią liczbę przylegających do siebie *Salmonelli* wykonaną w trzech powtórzeniach ± SD. Wartości wskazują na znaczne różnice w stosunku do wartości kontrolnych ($P < 0,05$).

4.4.3. Badania cyklu komórkowego

Komórki w fazie S dokonują syntezy DNA i wykazują wartości fluorescencji pomiędzy populacjami 1X i 2X. Z **rysunku 21** widać było, że kiedy komórka HT-29 była inkubowana z zawiesiną *Salmonella* przez 24 h w temperaturze 37°C w 5% CO_2 powietrzu atmosferycznym, komórki w fazie S były zmniejszone z 36,7% do 26,88% w porównaniu z kontrolą. Co wskazuje, że inwazja Salmonelli opóźniła komórkę HT-29 w fazie S. Po dodaniu białek warstwy S z *L. paracasei* M7 do zawiesiny *Salmonella*, komórki w fazie S zostały zwiększone do 30,13%.

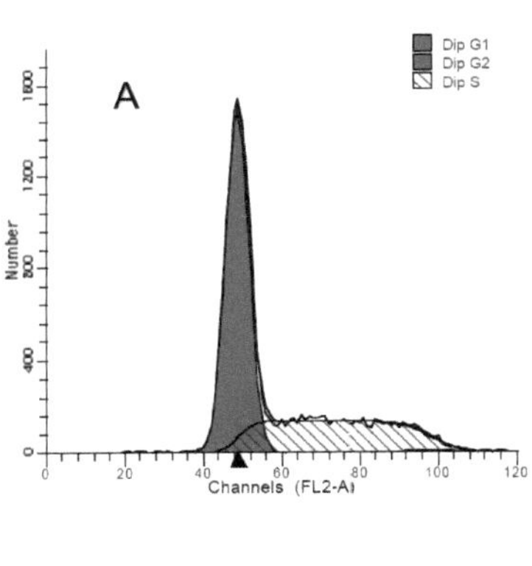

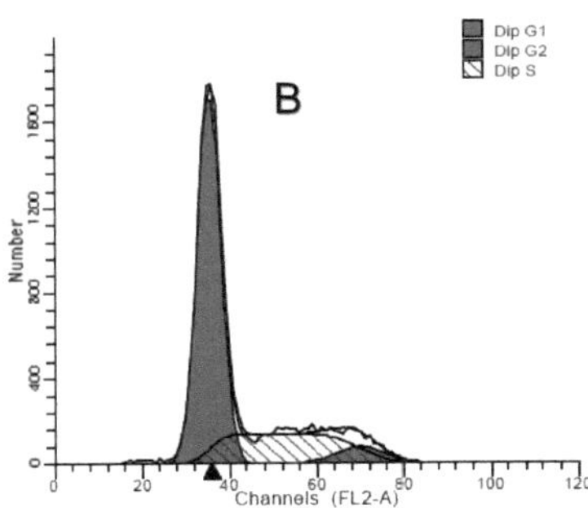

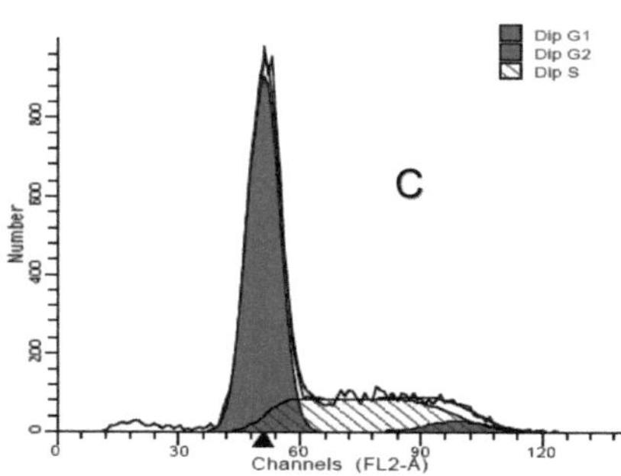

Rysunek 21. Funkcja białek warstwy S w testach cyklu komórkowego. A: Kontrola. B: Komórka HT-29 inkubowana z *Salmonellą*. C: Komórka HT-29 inkubowana z białkiem *Salmonella* i białkiem warstwy S.

4.4.4. Analiza aktywności Caspase-3

Aby ocenić wpływ białka S-warstwa na aktywację kaspazy-3 po zakażeniu komórek nabłonka jelita *Salmonellą*, określiliśmy czas trwania aktywacji kaspazy-3 po zakażeniu. Aktywność kaspazy-3 początkowo zmniejszała się, a następnie wzrastała (ryc. **22**). Stwierdzono istotny spadek aktywności kaspazy-3 w 8 h (30,55% ± 1,23%) po zakażeniu *Salmonellą w* porównaniu z kontrolowanymi komórkami niezakażonymi. Natomiast aktywność kaspazy-3 zwiększała się w 24 h (20,26 ± 1,44% przyrostu, *P* < 0,001) i wyraźnie obniżała się w 36 h.

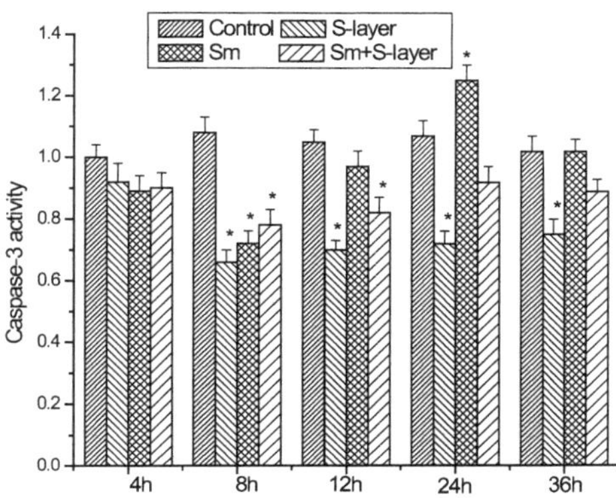

Rysunek 22. Funkcja białek warstwy S w testach aktywności Caspase-3.

W niniejszym badaniu sugeruje się, że w komórkach HT-29 zakażonych *Salmonellą Typhimurium*, apoptoza jest mediowana przez aktywację kaspazy-3. Stwierdzono, że białka Lactobacillus S-layer pośredniczyły w hamowaniu apoptozy *wywołanej Salmonellą* w komórkach Caco-2. Podstawowy mechanizm może obejmować szlak aktywacji białek S-warstwowych z inhibitorami kaspazy-3. Gdy białko S-warstwa i *Salmonella* były wstrzykiwane do komórki HT-29 przez 24 h, aktywność kaspazy-3 zmniejszała się w porównaniu z komórkami leczonymi tylko *Salmonellą* lub S-warstwą. Po wstrzyknięciu *Salmonelli do* komórki HT-29 przez 24 h aktywność kaspazy-3 wzrosła w porównaniu z komórkami leczonymi tylko *Salmonellą* lub S-warstwą. Gdy do komórki HT-29 wstrzyknięto białko S-lay i *Salmonellę, aktywność kaspazy-3 zmniejszyła się w porównaniu z komórkami leczonymi tylko Salmonellą*.

4.5. Uwagi końcowe

Podsumowując, wykazano, że białka S-warstwowe szczepów *L. paracasei* M7 hamują adhezję patogenów, co wykazano w testach wykluczających, konkurencyjnych i wypierających, które wynosiły około 60 kDa. Wykazano, że aktywność antagonistyczna białek warstwy S może być bezpośrednio zaangażowana w ten proces poprzez zmniejszenie aktywacji kaspazy-3 i modyfikację uszkodzenia komórek apoptotycznych. Tak więc te probiotyki mogą być stosowane w produktach spożywczych promujących zdrowie.

Referencje

Christian, U. R., Francis, F., Darlene, R., Goldstein, S.B., Bernhard, J.E. (2006) Interakcja bifidobakterii z przyczepnością komórek Caco-2 i wpływ na profile ekspresji. *Int J Food Microbiol* 110, 62-68.

Collado, M.C., Meriluoto, J., Salminen, S. (2007) Rola komercyjnych szczepów probiotycznych wobec adhezji patogenów ludzkich do śluzu jelitowego. *Lett Appl Microbiol* 45, 454-460.

Dominique, M., Frederic, P., Stephan, J., Daniel, V. (1997) Enumeration and Cycle Analysis of Natural Populations of Marine Picoplankton by Flow Cytometry Using the Nucleic Acid Stain SYBR Green I. *Appl Environ Microbiol* 63, 186-193.

Frece, J.., Kos .B., Svetec, I.K., Zgaga, Z., Mrša, V., Šuškoviæ, J. (2005) Importance of S-layer protein in probiotic activity of *Lactobacillus acidophilus* M92. *J App Microbiol* 982, 285-292.

Golowczyc, M.A., Mobili, P., Garrote, G.L., Abraham, A.G., De-Antoni, G.L. (2007) Protective action of *Lactobacillus* kefir carrying S-layer protein against *Salmonella enterica serovar* Enteritidis. *Int J Food Microbiol* 118, 264-273.

Graciela, L.G., Lucrecia D., Rodrigo B., Analia, G. A., Pablo F.P., Liliana, S. (2004) Graciela L.D.A. Lactobacilli wyizolowana z ziarna kefiru: dowód obecności białek warstwy S. *J Dairy Res* 71, 222-230.

Haraga. A., Miller, S.I.A. (2006) *Salmonella* type III secretion effector interacts with the ssmalian serine/threonine protein kinase PKN1. *Cell Microbiol* 8, 837-846.

Horie, M., Ishiyama, A., Fujihira-Ueki, Y., Sillanpaa, J., Korhonen, T.K., Toba, T. (2002) Inhibicja adhezji szczepów Escherichia coli do błony podstawnej przez Lactobacillus crispatus wyrażający warstwę S. *J App Microbiol* 92, 396-403.

Hein, J.B., Carin, P.A.M., Peter, H. (1995) Identification, cloning, and nucleotide sequence of a silent S-Layer protein gene of *Lactobacillus acidophilus* ATCC 4356 which has extensive similarity with the S-Layer protein gene of this species. *J Bacteriol* 12, 7222-7230.

Etienne-Toumelin, I., Sirard. J.C., Duflot, E., Mock, M., Fouet, A. (1995) Characterization of the *Bacillus anthracis* S-Layer: Klonowanie i sekwencjonowanie genów strukturalnych. *J Bacteriol* 177, 614-620.

Johnson-Henry, K.C., Hagen, J.H., Gordonpour, M., Tompkins, T.A., Sherman ., P.M. (2007) Powierzchniowo-warstwowe wyciągi białkowe z *Lactobacillus helveticus* hamują enterokrwotoczną *Escherichia coli* O157:H7 adhezję do komórek nabłonkowych. *Cell Microbiol* 9, 356-367.

Margit, S. i Uwe, B.S., 2000. S-Layer Proteins. J Bacteriol. 182, 859–868.

Miguel, G., Lotta, J., Fang. H., Masaru, H., Seppo, S. (2006) Adhesion and competitive inhibition and displacement of human enteropathogens by selected *Lactobacilli. Food Res Int* 39, 467-471.

Miia, J.V., Airi. P. (2007) Isolation of surface layer protein carrying *Lactobacillus* species from porcine intestine and faeces and characterization of their adhesion properties to different host tissues. *Vet Microbiol* 124, 264-273.

Pengcheng, L., Xiaolan, Y., Qian, Y. (2012) Antagonistyczne działanie *Lactobacillus acidophilus* ATCC 4356 S-layer protein na *Salmonella* enterica serovar Typhimurium w komórkach Caco-2. *Ann Microbiol* 62, 905-909.

Pozarowski, P., Darzynkiewicz, Z. (2004) Analysis of cell cycle by flow cytometry. *Methods Mol Biol* 281, 301-11.

Rajan, S., Shehla, P., Guoyao, W. , Gautam, C. (2001) Aktywacja aktywności kaspazo-3 i apoptozy w komórkach MDA-MB-468 przez Nω-hydroksy-L-argininę, inhibitor arginazy, nie jest zależna wyłącznie od redukcji wewnątrzkomórkowych poliamin. *Karcynogen* 22, 1863-1861.

Sanchez, B., Arias, S., Chaignepain, S., Denayrolles, M., Schmitter, J.M., Bressollier, P., Urdaci, M.C. (2009) Identification of surface protein involved in the adhesion of a probiotic Bacillus cereus strain to mucin and fibronectin. *Microbiol* 155, 1708-1716.

Silja, A.J. and Airi, P. (2005) Lactobacillus surface layers and their applications. *Fems Microbiol Rev* 29, 511-529.

Schäffer, C. i Messner, P. (2004) Glikoproteiny warstwy wierzchniej: przykład różnorodności glikosylacji bakteryjnej o obiecującym wpływie na nanobiotechnologię. *Glycobiol* 14, 31-42.

Sabet, M., Lee, S.W., Nauman, R.K., Sims, T., Um, H.S. (2003) Powierzchnia S-warstwa jest czynnikiem wirulencji forsytu Bacteroides. *Microbiol* 149, 3617-3627.

Smit, E., Jager, D., Martinez, B., Tielen, F.J., Pouwels, P.H. (2002) Analiza strukturalna i funkcjonalna S-warstwowej domeny krystalizacji białka *Lactobacillus acidophilus* ATCC 4356: dowody na interakcję białkowo-białkową dwóch subdomen. *J Mol Biol* 324, 953-964.

Sillanpää, J., Martínez, B., Antikainen, J., Toba, T., Kalkkinen, N., Tankka, S., Lounatmaa, K., Keräen, J., Höök, M., Westerlund-Wikström, B., Pouwels, P.H., Korhonen, T.K. (2000) Characterization of the collagen-binding S-layer protein CbsA of *Lactobacillus crispatus*. *J Bacteriol* 182, 6440-6450.

Tessa, P., McBain, A.J., O'Neill, C.A. (2012) *Lactobacillus reuteri* Chroni Epidermalne Keratynocyty przed gronkowcem złocistym (*Staphylococcus aureus* Induced Cell Death by Competitive Exclusion. *Appl Environ Microbiol* 78, 5119-5126.

Cheng, X.Y., Xu, J.J., Shuai, J.B., Chen, J.S., Zhang, Z.F., F, W.H. (2007) Białko S-layer szczepu *Lactobacillus crispatus* ZJ001 jest odpowiedzialne za wykluczenie konkurencyjne z *Escherichia coli* O157:H7 i *Salmonella typhimurium*. *Int J Food Microbiol* 115, 307-312.

Xue, C., Zhang, L., Li, H., Wang, S., Li, Q., Luo, X., Liu, W., Du, M., Yi H., Han, X. (2012) Funkcjonalność białek S-layer z *Lactobacillus* w konkurencji przeciwko zakażeniom enteropatogenami. *European Food Research and Technology*. DOI 10.1007 /s00217 -012-1871-z.

Zhang, Y., Higashide, W.M., McCormick, B.A., Chen, J., Zhou, D. (2006) Zapalenie związane z *Salmonellą* SopA to podobna do HECT ligaza wszechobecna E3. *Mol Microbiol* 62, 786-793.

Zbigniew, D., Elżbieta, B., Piotr, S. (2011) Flow cytometry in the analysis of cell cycle and apoptosis. *Semin Hematol* 38, 179-193.

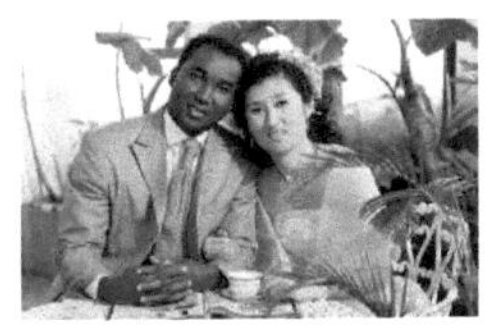

Biografia:

Dr Nditange Shigwedha, jako multidyscyplinarny naukowiec w dziedzinie żywności, ma pasję do nauczania, prowadzenia badań lub uczestniczenia w usługach rozbudowy. Ostatnio interesują go składniki żywności, które ludzie używają na co dzień. Chwilowo rozważa on również służbę w firmach spożywczych lub jakiejkolwiek organizacji międzynarodowej. Kiedy mieszkał w Namibii, po raz pierwszy został zatrudniony w przemyśle spożywczym (przez prawie rok), a następnie kontynuował studia magisterskie i doktoranckie. Po pomyślnym ukończeniu studiów, przez ponad 10 lat uczył studentów i podyplomowych studentów Uniwersytetu Namibijskiego chemii żywności, mikrobiologii żywności, systemów zarządzania jakością, technologii żywności, nauki o mięsie i technologii, biotechnologii żywności, toksykologii żywności oraz technologii po zbiorach. W tym okresie pracował na różnych stanowiskach kierowniczych, w tym jako kierownik działu Food Science & Technology (HOD) i czasami pełnił funkcję dziekana Wydziału Rolnictwa i Zasobów Naturalnych od 2008 do 2012 roku. Reprezentował również ten sam wydział w różnych komisjach zarządzających i technicznych, m.in. w Senacie, ds. rozwoju programów nauczania, ds. zapewnienia jakości i zarządzania, ds. akredytacji programów, ds. zespołu zadaniowego roślin rodzimych, redaktora sekcji Dziennika Namibijskiego i wielu innych. Uczestniczył w wielu projektach z zakresu nauk o żywności oraz w konsultacjach, a także zapoznał się z wieloma normami ISO, w tym ISO

22000 i ISO/IEC 17025. W ramach roku szabatowego na Uniwersytecie Namibijskim na początku 2013 roku przyjechał do Harbin Institute of Technology (HIT), gdzie rozpoczął pracę jako podoktorant i ekspert zagraniczny. Jesienią 2003/4 roku dr Sharon Shoemaker wprowadziła go do IFT lub Institute of Food Technologists, a następnie dołączyła do tej organizacji jako członek studencki IFT. Do chwili obecnej jest profesjonalnym członkiem IFT. Autorów można znaleźć na stronach nditange@gmail.com lub jialicad@gmail.com

Publikacje autorskie

Książki

1) Shigwedha, N & Jia L. (2019). Novel Food Ingredients: Egg-Yolk-IgY Powder for Diarrhea Treatments, (Ed. N. Seetaram), Scholars' Press; https://www.morebooks.de/es/deal_ec95a4eab, ISBN-13: 978-613-8-82499- 2, ISBN-10: 6138824997; EAN: 9786138824992.

2) Shigwedha, N. (2018). Kinetics About The Photocatalytic Degradation of Textile Wastewater, (Ed. N. Seetaram), Scholars' Press; https://www.morebooks.de/gb/p_978-620-2-31756-6, ISBN-13: 978-620-2-31756- 6; ISBN-10: 6202317566; EAN: 9786202317566.

Rozdziały książek

1) Shigwedha, N., Jiao, Y., Hiwilepo-Van Hal, P, Jia L., & Zhang L. (2019). Probiotic Effects and Metabolic Products of *Enterococcus faecalis* LD33 with Respiration Capacity. IntechOpen, (Przyjęte).

2) Shigwedha, N., Hiwilepo-Van Hal, P, Jia L., Sichel, L. & Zhang S. (2016). Prebiotyki w metabolizmie i ich synbiotyczna synergia z probiotykami w okrężnicy w celu promowania efektów zdrowotnych: In Prebiotics and Probiotics in Human Nutrition and Health (Eds. V. Rao & L. G. Rao), http://dx.doi.org/10.5772/64091.

3) Shigwedha, N. & Jia L. (2013). Bifidobacterium in Human GI Tracting: Screening, Isolation, Survival and Growth Kinetics in Simulated Gastrointestinal Conditions: In LACTIC ACID BACTERIA R & D for Food, Health & Livestock Purposes (Ed. J.M. Kongo), http://dx.doi.org/10.5772/50457.

4) Shigwedha, N., Hua, Z., Chen, J. (2006). A Kinetic Approach to the Photocatalytic Decolorization of Acid Barwniki. W: Progress of Green Oxidation/Reduction Technologies, ISBN: 7-5601-3506-4; Publisher: Jilin Sci Technol. Wydawca: Jilin Sci Technol, Chiny.

Artykuły Dziennika

(1) **Shigwedha, N**., Sichel, L., Jia, L., & Zhang, L. (2014). Probiotyczne Fragmenty Komórek (PCF) jako "Nowe Składniki Nutraceutyczne". *Journal of Biosciences and Medicines*, 2, 43-55. http://dx.doi.org/10.4236/jbm.2014.23007

(2) **Shigwedha, N.** , Zhang, L., Sichel, L., Jia, L,... & Gao, W. (2014). More than a Few LAB Alleviate Common Allergies: Wpływ paraprobiotyków w porównaniu do probiotycznych żywych komórek. *Journal of Biosciences and Medicines*, 2, 56-64. http://dx.doi.org/10.4236/jbm.2014.23008

(3) Gong, P., Zhang, L., Han, X., **Shigwedha, N**., Song, W., Yi, H., & Cao, C. (2014). Mechanizmy uszkadzające kultury bakterii kwasu mlekowego w trakcie suszenia rozpyłowego: A Recenzja. *Drying Technology*, *32*(7), 793-800. http://dx.doi.org/10.1080/07373937.2013.860458

(4) Liu, W., Zhang, L., Yi, H., Shi, J., Xue, C., Li, H., **Shigwedha, N.** , ... & Han, X. (2014). Jakościowe wykrywanie bakteriokinogennych bakterii kwasu mlekowego klasy IIa z tradycyjnej chińskiej żywności fermentowanej przy użyciu testu opartego na motywie YGNGV. *Journal of Microbiological Methods*, *100*, 121-127. http://dx.doi.org/10.1016/j.mimet.2014.03.006

(5) Wang, S. M., Zhang, L. W., ... & Shigwedha, **N. (**2014). Induction of HT-29 cells apoptosis by lactobacilli isolated from fermented products.

Research in Microbiology, *165*(3), 202-214. http://dx.doi.org/10.1016/j.resmic.2014.02.004.

(6) Bille, P.G., Haradoeb B.R. & Shigwedha **N.** (2010). Evaluation of chemical and bacteriological quality of raw milk from Neudamm dairy farm in Namibia. *African Journal of Food, Agriculture, Nutrition and Development 9:*1511-1523. http://dx.doi.org/10.4314/ajfand.v9i7.47682.

(7) **Shigwedha, N.**; Tzerodze M. & Jia L. (2010). Viability of a new isolated *Bifidobacterium* strain in chilled jogurt. *Journal of Subtropical Crops of 1-4* Ozurgeti, Georgia, s. 134-139.

(8) Jia, L.; **Shigwedha, N.** & Mwandemele, O.D. (2010). Use of Dacid-, *Dbile-*, zacid-, and zbile-values in evaluating bifidobacteria with regard to stomach pH and żółć salt sensitivity. *Journal of Food Science 75:* M14-M18. http://dx.doi.org/10.1111%2Fj.1750-3841.2009.01398.x

(9) **Shigwedha, N.**; Yang, Y.; Zhang, H. & Jia, L. (2004). Screening szczepów *Bifidobacterium* o odporności na kwasy i sole żółci. *Journal of Food Science and Biotechnology 23:*69-73.

(10) **Shigwedha, N.**; Hua, Z. & Chen, J. (2006). Unieruchomienie TiO2 pozwala na obecność H2O2 na starcie i zwiększa fotodegradację Acid Yellow 36 (AY-36). *Journal of Chemical Engineering of Japan 39:* 475-480. http://dx.doi.org/10.1252/jcej.39.475

(11) **Shigwedha, N.**; Hua, Z. & Chen, J. (2006). Kolejność degradacji fotokatalitycznej uszeregowana według krytycznych czasów fotonicznych (CPT) wskazuje na skład organicznych mieszanin barwnikowych: selektywność rodników hydroksylowych. *Journal of Environmental Science and Health, Part A 41*:2777-2788. http://dx.doi.org/10.1080/10934520600966854

(12) **Shigwedha, N.**; Hua, Z. & Chen, J. (2007). Nowy fotonowy pomiar kinetyczny oparty na kinetyce par otworów elektronowych w fotodegradacji ścieków tekstylnych z wykorzystaniem procesu

UVH2O2FS-TiO2. *Journal of Environmental Sciences 19:*367-373. http://dx.doi.org/10.1016/S1001-0742(07)60061-8

(13) **Shigwedha, N**.; Chen, J. & Hua, Z. (2007). Critical photonic time (CPT): a new primary process theory about decolorization of textile colours by UV-H2O2FS-TiO2. *Journal of Chemical Engineering of Japan 40:*365-370. http://dx.doi.org/10.1252/jcej.40.365

(14) **Shigwedha, N.**, Jia, L., & Bille, P.G. (2012). Prospektywne środki kinetyczne ($D_{(kwas)}$-, $D_{(żółć)}$-, $z_{(kwas)}$- i $z_{(żółć)\text{-wartości}}$) dla oceny przeżycia probiotyków w przewodzie pokarmowym człowieka. *Journal of Food Processing and Technology* 3(10): 70. http://dx.doi.org/10.4172/2157-7110.S1.006

(15) Zhang, S.; Zhang, L.; Jiao, Y.; Li, H.; **Shigwedha, N**.; Zhang, Y.; Yi, H. & Han, X. (2014). *Lactobacillus delbrueckii* subsp. *bulgaricus* proteinase: purification by jon-exchange and hydrophobic interaction chromatography, *International Journal of Food Properties* (artykuł opublikowany w Internecie 15 października 2014 r.). http://dx.doi.org/10.1080/10942912.2014.921199.

(16) **Shigwedha, N**., Sichel, L., Zhang, L. Jia, L., & Al-Shura A. N. (2015). Employment of probiotics and probiotical cell fragments (PCFs) as an ideal crisis management tools for the current health problems. *BioMed Research International,* (*Opublikowane gdzie indziej*).

(17) Jiao, Y., Zhang, L., Ma, W., Zhang, S., Li, H., **Shigwedha, N**., Wang, S. (2015). Probiotic effects and metabolic products of *Enterococcus faecalis* LD33 with respiration capacity. *Journal of Molecules,* (*Opublikowano gdzie indziej*).

(18) Liu, M., Fan, F., Shi, P., Tu, M., **Shigwedha, N**., Du, M., Zhang, L. (2015). Bioaktywność laktoferyny: struktura i funkcje. *Nutrition Reviews,* (Zgłaszane).

Prezentacje i przebieg konferencji:

(19) Sichel, L., **Shigwedha, N.,** Zhang, L. & Jia, L. (2014). Employment of Probiotics and PCF Biotechnology as an Ideal Crises Management Tool for Current Health Problems. *Global Biotechnology Congress, Boston, USA, 16-19 czerwca* (w jęz. angielskim i francuskim). www.ddtwc.com/files/Abstract-Book(2014).pdf

(20) **Shigwedha, N.**, Sichel, L., Jia, L., & Zhang, L. (2014). Probiotyczne Fragmenty Komórek (PCF) jako "Nowe Składniki Nutraceutyczne". *Konferencja na temat bakteriologii (CBA), Suzhou, Chiny, 16-17 maja* (referat ustny i pełny). http://dx.doi.org/10.4236/jbm.2014.23007

(21) Jia, L., **Shigwedha, N.**, Katjivena, R., Zhang, L., Huaxi, Y. & Han, X. (2013). Preparation of Complex Egg-Yolk-Antibody Powder as a Novel Food that Might Treat Humans Suspected with Enterotoxigenic *Escherichia coli-Induced* Diarrhea. *74th IFT Annual Meeting and Expo, Chicago, USA, 13-16 lipca,* (Poster & Abstract) http://www.namibiatradedirectory.com/uploads/media/UNAM_Forum_Ed_19.pdf.

(22) **Shigwedha, N.,** Jia, L., & Bille, P.G. (2012). Prospektywne środki kinetyczne ($D_{(\text{kwas})}$-, $D_{(\text{żółć})}$-, $z_{(\text{kwas})}$- i $z_{(\text{żółć})\text{-wartości}}$) dla oceny przeżycia probiotyków w przewodzie pokarmowym człowieka. Międzynarodowa konferencja i wystawa poświęcona probiotykom-2012, *lotnisko Hilton San Antonio, USA, 19-23 listopada,* (w wersji ustnej i streszczonej) http://omicsonline.org/2157-7110/2157-7110_S1.006_005.pdf.

(23) **Shigwedha, N**. & Jia L. (2012). CPT: Nowo opracowany środek kinetyczny o fotokatalitycznej degradacji UV przemysłowych ścieków tekstylnych. *19th International Conference on Conversion and Storage of Solar Energy, Pasadena, CA, USA, 29 lipca - 3 sierpnia* (Oral & Abstract).

(24) **Shigwedha, N**., Hua, Z. & Chen, J. (2006). Kinetyczne podejście do fotokatalitycznego odbarwiania barwników kwasowych. *Proceedings of the Asia-Pacific International Symposium on Air and Water Treatments by Green Oxidation/Reduction Technologies - Catalyst, Plasma and Hybrid Systems (AP-AWTGORT), Dalian China, pp 65-70.September 26-28.* http://cpfd.cnki.com.cn/Article/CPFDTOTAL-SSED200609001014.htm.

(25) **Shigwedha, N**.; Zhao, J. & Zhang, H. (2003). Isolation of *Bifidobacterium* species that are resistant to human' stomach acids and high yellow salt concentrations. *Proceedings of the 5th International Conference on Food Science and Technology, Vol.1, pp 12-16*. http://book.hzu.edu.cn/494805.html truncated.

(26) **Shigwedha, N.** & Zhang, H. (2003). The Morphological Characterization of *Bifidobacterium* Strains Isolated from Infant Faeces and a Pharmaceutical Product. *The 5th International Conference on Food Science and Technology, Wuxi, PR China, October 22-24* (Poster & Abstract) http://book.hzu.edu.cn/494805.html truncated.

Artykuły, które uznaję:

(27) He, C.; Li, B.; Song, W.; Ding, Z.; Wang, S. & Shan, Y. (2014). Sulforafan łagodzi endoplazmatyczny stres siateczkowy wywołany homocysteinemią poprzez enzymy sterowane numerf-2 w unieśmiertelnionych ludzkich hepatocytach. *Journal of Agricultural and Food Chemistry*, 62, 7477-7485. http://dx.doi.org/10.1021/jf501944u.

(28) Shan, Y.; Man, C. X.; Han, X.; Li, L.; Guo, Y.; Deng, Y. *et al.* (2015). Evaluation on improved γ-aminobutyric acid production in yogurt using Lactobacillus plantarum NDC75017. *Journal of Dairy Science* (accepted). http://dx. doi.org/10.3168/jds.2014-8698.

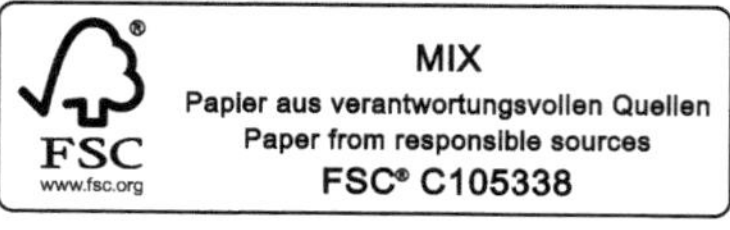

Printed by Books on Demand GmbH, Norderstedt / Germany